中医食养知要

张贵民　严冬◎主编

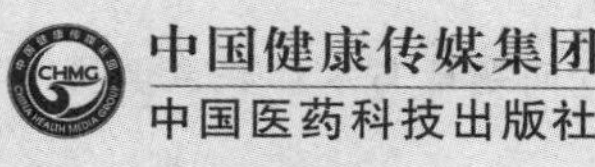

中国健康传媒集团
中国医药科技出版社

内容提要

本书选取了日常生活中常见的食材，分类介绍其性味、功效以及现代研究等方面的知识，帮助读者了解食物的寒、热、温、凉、平等性质，改变不良饮食习惯，获得健康的平和体质。

本书通俗易懂，方便实用，适于追求饮食健康的读者阅读参考。

图书在版编目（CIP）数据

中医食养知要 / 张贵民主编. — 北京 : 中国医药科技出版社，2022.5
ISBN 978-7-5214-2866-7
Ⅰ. ①中…　Ⅱ. ①张…　Ⅲ. ①食物养生　Ⅳ. ①R247.1

中国版本图书馆CIP数据核字（2022）第022406号

美术编辑　陈君杞
版式设计　友全图文

出版　**中国健康传媒集团** | 中国医药科技出版社
地址　北京市海淀区文慧园北路甲22号
邮编　100082
电话　发行：010-62227427　邮购：010-62236938
网址　www.cmstp.com
规格　880×1230 mm $^{1}/_{32}$
印张　5 $^{3}/_{4}$
字数　152千字
版次　2022年5月第1版
印次　2023年9月第2次印刷
印刷　三河市航远印刷有限公司
经销　全国各地新华书店
书号　ISBN 978-7-5214-2866-7
定价　35.00元

获取新书信息、投稿、为图书纠错，请扫码联系我们。

编委会

前言

中医养生关键在于食养，古代中医很早就认识到食物不仅有为身体提供营养的作用，而且还能干预疾病的进展，如肺系疾病，风寒者可多食生姜、葱白等辛温之品，驱散表寒；风热者多饮菊花、薄荷等辛凉之茶，能解表清热以纠正寒热偏性；干咳者宜食荸荠、枇杷、梨等食物，润肺止咳。糖尿病、高血压等肝肾阴血不足的人宜多食滋阴养血的食物，如鸭、鱿鱼等。食物的作用虽不及药物强烈，但饮食习惯形成后，对身体的影响是不断积累的，必须重视。此外，在疾病谱向慢性病转化的今天，患者在与疾病长期斗争中，多会出现中焦气虚，胃气受损导致食欲不振、摄入不足的表现。中医认为，“存得一分胃气，便有一分生机”，在这种情况下，合理饮食可固护脾胃之气，帮助机体抵御外邪。反之，饮食失宜，则损伤脾胃，生成食积、湿热、气滞等邪实，会加重病情进展。

本书旨在为人们在日常生活中选择适合自己的饮食提供参考，通过调整适合自身的饮食使身体变得更加健康。本书用通俗易懂的语言结合中医药知识以及现代医学知识，介绍了人们在日常生活中经常接触到的食品原材料的性、味、功效、现代研究等方面的知识。

本书在分享食物的寒热温凉之性、功能、适用范围与注意事项外，还将常见食物的热量与中药的归经、五味单独呈现。食物的热量计算参考了北京大学医学出版社《中国食物成分表》第2版和近年来的相关文章报道。

“甲之蜜糖，乙之砒霜。”选择适合自己体质的食物的前提是学会判断自己的体质情况。本书在附录中加上了平和质与偏颇体质判定标准、中医体质分类与判定量表。读者可以根据自身感受对自己进行评价打分，并进一步判断自身是平和质还是偏颇质，进而选用适合自己的食材。在选择食材时，阴虚体质者应尽量选择凉润的食物；平性食物中也有微弱的变化，平性偏温的适合阳虚体质者，平性偏凉的适合阴虚体质者。对于阴阳两虚人群，宜平性食物。此外书中所述性味均为原始食材的性味，食物加工过程中的各种调味料会改变食材的性味，使用时应当注意。

使用本书时需注意，由于量表的设置和填表的人有主观差异，量表只能用作简单的体质判定，帮助读者在日常生活中选择适宜的食物，不能作为疾病的治疗手段。读者可以参考书中推荐的具有相关功能主治的食物作为日常食物选择时的较优选项，但在患病时仍要首先遵从医嘱。建议对食物的制作以最简单加工方式为主，尽量保持食材原有性味，这样才能发挥食物应有的效果。

本书是一本传播饮食选择要点、食物特性相关内容的日常科普书，期待本书能帮助读者选择适合自己的健康饮食生活。

编者

2021年11月

目录

第一章　寒凉性食物

第二章　温热性食物

第三章　平性食物

第一章　寒凉性食物

阴阳五行学说是古代人民总结传承下来的自然观和方法论，是指导中医辨证论治的理论基础。食物的阴阳属性根据其性味来决定，寒凉属阴，温热属阳。《素问·上古天真论》中提到："法于阴阳，和于术数"，提示我们保持机体及机体内外环境之间的平衡，以达到保持健康和预防疾病的目的。根据不同人体质阴阳盛衰的不同，给予恰当的饮食调补。

生活中的很多食品、调味品等具有寒凉性质，他们潜移默化地影响着我们的体质健康与阴阳盛衰。阳盛或阴虚火旺体质的人，需多食清凉滋润降火的食物，能够制约身体过剩的阳气。但体质虚寒之人，在选择食物时需要注意食物是否过寒而影响身体健康。

选择食物的性味要注意食物的特殊功效以及相互之间的性味功能配合。即使是阳盛体质的人，也不能全然选择寒性的食物，否则会导致身体的阴阳失衡，造成阴寒过剩的不良后果。

一、水产类

黑鱼

【性味】寒，甘。

【归经】脾、胃经

【功效】补脾利水，去瘀生新，清热。

【适用范围】水肿、湿痹、脚气病、痔疮、疥癣等。

【热量】85千卡[①]/100克。

【现代研究】富含蛋白质、脂肪、氨基酸、钙、磷、铁及多种维生素。

蛏子

【性味】寒，咸、甘。

【归经】心、肝、肾经。

【功效】补阴，清热，除烦，解酒。

【适用范围】冷痢、产后虚损、烦热口渴、湿热水肿、小便不利；外用治项痈。

【注意事项】孕妇慎食。

【热量】40千卡/100克。

【现代研究】

（1）蛏肉含丰富蛋白质、钙、铁、硒、维生素A等营养元素，滋味鲜美，营养价值高，具有补虚的功能，适合湿热水肿的人群。

（2）蛏子富含碘和硒，它是孕妇、老年人良好的保健食品，蛏子含有锌和锰，常食蛏子有益于脑的营养补充，有健脑益智的作用。

（3）医学工作者还发现，蛏子对因放射疗法、化学疗法产生的口干烦热等症有一定的疗效。

丁蛎

【性味】寒，咸。

【归经】心、肝经。

【功效】清热解毒。

【适用范围】湿疮、疖肿。

蛤蜊

【性味】寒，咸。

①千卡：为照顾群众使用习惯，本书热量单位仍沿用千卡，1 千卡 =4.1868 千焦。

【归经】胃经。

【功效】滋阴，化痰，软坚，利水。

【适用范围】消渴、水肿、痰积、癖块、瘿瘤、崩漏、带下、痔疮。

【注意事项】

（1）痛风患者应少吃或避免吃。

（2）吃蛤蜊尽量少喝啤酒。

（3）烹调蛤蜊不宜放味精。

（4）吃蛤蜊要充分加热。

【热量】62千卡/100克。

【现代研究】蛤蜊含有类胡萝卜素、脂类、多糖、蛋白质、氨基酸、聚醚、无机化合物以及其他类多种生物活性成分，具有抗肿瘤、抗凝血、保护心脑血管等多种生物活性。

蛤仔

【性味】壳：寒；肉：凉，咸。

【归经】肺、肾经。

【功效】壳：清热，利湿，化痰，软坚；肉：清热，利湿，化痰，软坚，降血压。

【适用范围】壳：治痰饮咳喘、水气浮肿、胃痛呕吐、白浊、崩中、带下、瘿瘤、烫伤；肉：治高血压。

【现代研究】

（1）杂色蛤水提取物明显降低小鼠肝组织中过氧化脂质含量，提高超氧化物歧化酶（SOD）活性，降低皮肤和尾腱中羟脯氨含量，具有显著的延缓衰老作用。

（2）抗肿瘤作用。

（3）降压作用。

（4）菲律宾蛤仔肉具有明显的降压作用。

扇贝

【性味】寒，咸。

【归经】肝、胆、肾经。

【功效】滋阴补肾，和胃调中，抗癌，软化血管，防治动脉硬化。

【适用范围】头昏目眩、咽干口渴、虚痨咳血、脾胃虚弱等症。

【注意事项】儿童痛风病患者不宜食用；此外，由于扇贝富含蛋白质，过量食用会影响脾胃的消化功能，导致食积，还可能引发皮疹或旧症。

【热量】65千卡/100克。

【现代研究】

（1）扇贝含有蛋白质、维生素，以及钙、铁、镁、钾等多种矿物质，对于防治高血压、心脏病，促进人体器官的新陈代谢以及甲状腺的正常分泌具有特效。

（2）扇贝能促进人体的新陈代谢，减缓衰老，具有养颜美容的功效。

田螺

【性味】寒，咸、甘。

【归经】肾、膀胱、胃经。

【功效】清热利水，解毒消痈。

【适用范围】小便不通、黄疸、脚气病、水肿、消渴、痔疮便血、目赤肿痛、疔疮肿毒等症。

【注意事项】

（1）脾胃虚寒者不宜多食。

（2）痈疮久溃不敛者，也不宜食。

【热量】60千卡/100克。

【现代研究】田螺营养丰富，富含蛋白质、脂肪和维生素A、维生素B_1、维生素B_2、维生素D和烟酸，以及钙、磷、铁等成分。

吐铁

【性味】寒，甘、咸。

【归经】肺、肝经。

【功效】养肝明目，生津润燥。

【适用范围】眼目视物不清、咽喉炎、肺结核。

【注意事项】中寒者忌食。

【热量】60千卡/100克。

河蟹

【性味】寒，咸。

【功效】清热解毒，补骨添髓，养筋活血，通经络，利肢节，续断伤，滋肝阴，充胃液。

【适用范围】湿热黄疸、产后瘀滞腹痛、筋骨损伤、痈肿疔毒、漆疮、烫伤。

【注意事项】脾胃虚寒者慎食。

【热量】103千卡/100克。

绒球蟹

【性味】寒，咸。

【归经】大肠经。

【功效】清热解毒。

【适用范围】痢疾、脱肛、痔疮。

梭子蟹

【性味】寒，咸。

【归经】心、肝、肾经。

【功效】滋阴养血，解毒疗伤。

【适用范围】血枯经闭、漆疮、关节扭伤。

【现代研究】梭子蟹肉质细嫩、洁白，富含蛋白质、脂肪及多种矿物质。

章鱼

【性味】寒，甘、咸。

【归经】心、肾经。

【功效】补气血，痛经，催乳。

【适用范围】气血虚弱、痈疽肿毒、久疮溃烂。

【注意事项】有荨麻疹史者不宜食。

【热量】135千卡/100克。

【现代研究】

（1）抗应激作用。

（2）增强学习记忆能力作用。

（3）延缓衰老作用。

（4）抑菌和抗肿瘤作用。

（5）血细胞凝集作用。

（6）降低心脏跳动幅度作用。

（7）预防胃溃疡作用。

（8）增强输精管收缩作用。

海柏

【性味】寒，甘、咸。

【归经】胃经。

【功效】清热泻火，缓下通便。

【适用范围】胃肠炎、胃痛、高血压、慢性便秘。

海带

【性味】寒，咸。

【归经】肝、肺、肾、胃经。

【功效】软坚化痰，祛湿止痒，清热行水。

【适用范围】瘿瘤、瘰疬、水肿、脚气病、冠心病、慢性气管炎、睾丸肿痛。

【注意事项】

（1）患有甲亢的人不要吃海带。

（2）吃海带后不要马上喝茶（茶含鞣酸），也不要立刻吃酸涩的水果。

【热量】38千卡/100克。

【现代研究】

（1）抗辐射。海带能阻止放射生元素锶的吸收。海带中的海藻酸钠不但能预防锶被消化道吸收，而且对生物体内旧有的放射性锶有排出作用。另外，褐藻酸钠在体内有排铅作用。铅进入人体会对神经系统和造血系统造成严重危害。

（2）预防和治疗甲状腺肿。人体缺碘会患甲状腺肿，幼儿缺碘会患所谓“呆小症”。海带中含有非常丰富的碘，食用海带对预防和治疗甲状腺肿有很好的作用，可促进智力发育。

（3）瘦身功效。研究发现，海带中含有的藻朊酸盐能有效抑制人体对脂肪的消化和吸收。

（4）美肤美发。海带中含有多种维生素，尤以能转变为维生素的胡萝卜素含量丰富。维生素有助于形成糖蛋白，维持皮肤的正常功能，防止感染和患皮肤病，使皮肤保持光滑细腻。海带中还有大量含硫蛋白质等营养物质，对美发大有裨益。

（5）降血压。海带中含有膳食纤维褐藻酸钾，能调节钠钾平衡，降低人体对钠的吸收，从而起到降血压的作用。

海藻

【性味】寒，苦、咸。

【归经】肝、胃、肾经。

【功效】消痰软坚散结，利水消肿。

【适用范围】瘿瘤、瘰疬、睾丸肿痛、痰饮水肿。

【注意事项】脾胃虚寒者禁食。

【现代研究】

（1）降压作用。

（2）抗血凝作用。

（3）降血脂作用。

（4）抗肿瘤作用。

（5）抗感染作用。

（6）抗放射作用。

蛎菜

【性味】寒，咸。

【归经】肾、肺经。

【功效】清热解毒，利尿。

【适用范围】中暑、甲状腺肿、水肿。

【注意事项】脾胃虚寒者忌食用。

石莼

【性味】寒，甘、咸。

【归经】脾、肾经。

【功效】利水消肿，软坚化痰，清热解毒。

【适用范围】水肿、颈淋巴结肿大、瘿瘤、高血压、喉炎、疮疖、肠胃炎、疳积。

【注意事项】孕妇及脾胃虚寒，内有湿滞者慎食。

【现代研究】

（1）凝血作用。

（2）负性肌力作用。

（3）降低胆固醇。

石花菜

【性味】寒，甘、咸。

【归经】肝、肺、肾经。

【功效】清热解毒，化瘀散结，缓下，驱蛔。

【适用范围】肠炎腹泻、肾盂肾炎、瘿瘤、肿瘤、痔疮出血、慢性便秘、蛔虫症。

【注意事项】孕妇及脾胃虚寒，内有湿滞者慎食。

【热量】26千卡/100克。

【现代研究】

（1）对B型流感病毒有抑制作用。

（2）抗病毒多糖可用于抑制病毒感染。50~1000μg/ml时对病毒反转录酶活性有很强抑制作用。

苔垢菜

【性味】寒，咸。

【归经】膀胱经。

【功效】利水，解毒。

【适用范围】水肿病。

紫菜（干）

【性味】寒，咸、甘。

【归经】心、肺、脾经。

【功效】清热利尿，补肾养心，化痰软坚，止咳渗湿。

【适用范围】瘿瘤、脚气病、甲状腺肿、慢性支气管炎水肿、高血压等。

【注意事项】

（1）消化功能不好、素体脾虚者少食紫菜，可致腹泻。

（2）腹痛便溏者禁食。

（3）因紫菜容易发霉，产生毒素，危害健康，故要注意保管，如发现蓝紫色应即弃之，千万不可食用。

【热量】207千卡/100克。

【现代研究】

（1）紫菜营养丰富、味道鲜美，富含蛋白质、无机化合物、不饱和脂肪酸、维生素和矿物质，其中蛋白质的成分高达25%~50%。

（2）紫菜多糖和藻胆蛋白具有抗衰老、抗凝血和降血脂作用。

（3）紫菜具有较强的吸收氮磷和固定碳的能力，其栽培对浅海富营养化的修复和改善也有重要作用。

贝子

【性味】凉，咸。

【功效】清热利尿。

【适用范围】伤寒热狂、水气浮肿、淋痛溺血、小便不通、鼻渊脓血、目翳、痢疾。

二、肉蛋类

兔肉

【性味】寒，辛、甘。

【归经】肝、大肠经。

【功效】健脾益气，凉血解毒。

【适用范围】胃热消渴、虚弱羸瘦、胃热呕吐、肠风便血、湿热痹、丹毒。

【注意事项】孕妇及经期女性、有明显阳虚症状的女子、脾胃虚寒者不宜食用。

【现代研究】兔肉是一种高蛋白、低脂肪、低胆固醇的食物，既有营养，又不会令人发胖，是理想的“美容食品”。兔肉蛋白质含量高达21.5%，几乎是猪肉的2倍，比牛肉多出18.7%，而脂肪含量仅为3.8%，是猪肉的1/16，牛肉的1/5。

鸭肉

【性味】寒，甘、咸。

【归经】脾、胃、肺、肾经。

【功效】大补虚劳，滋五脏之阴，清虚劳之热，补血行水，养胃生津，止咳，消螺蛳积，清热健脾。

【适用范围】身体虚弱、虚弱浮肿病后体虚、营养不良性水肿。

【现代研究】鸭肉的营养价值很高，蛋白质含量比畜肉高得多。而鸭肉的脂肪、碳水化合物含量适中，特别是脂肪均匀地分布于全身组织中。鸭肉中含饱和脂肪酸量明显比猪肉、羊肉少。

猪髓

【性味】寒，甘。

【归经】肾经。

【功效】滋阴益髓，生肌。

【适用范围】骨蒸劳热、遗精、带浊、消渴、疮疡。

【注意事项】本品滋腻，阳虚、痰湿内盛者，不宜食用。

【现代研究】猪髓含有大量的蛋白质、微量元素，是上好的补品。

牛肝

【性味】凉，甘。

【归经】肝经。

【功效】补肝，养血，明目。

【适用范围】虚劳羸弱、血虚萎黄、青盲雀目、惊痫。

【现代研究】具有保肝、抗肿瘤的作用。

牛筋

【性味】凉，甘。

【功效】补肝强筋，祛风湿、利尿。

【适用范围】筋脉劳伤、风热体倦、腹胀、小便不利。

【注意事项】久食生肉刺。

【现代研究】含有丰富的胶原蛋白质，脂肪含量也比肥肉低，并且不含胆固醇。

（1）能增强细胞生理代谢，使皮肤更富有弹性和韧性，延缓皮肤的衰老。

（2）有强筋壮骨之功效，对腰膝酸软、身体瘦弱者有很好的食疗作用。

（3）有助于青少年生长发育和减缓中老年妇女骨质疏松的速度。

羊肝

【性味】凉，甘、苦。

【归经】肝经。

【功效】养血，补肝，明目。

【适用范围】血虚萎黄、羸瘦乏力、肝虚目昏、雀目、青盲。

【注意事项】羊肝与辣椒、红豆、维生素C不可同食。

【现代研究】羊肝含铁丰富，铁质是产生红细胞必需的元素；羊肝中富含维生素B_2，维生素B_2是人体生化代谢中许多酶和辅酶的组成部分；羊肝中还含有丰富的维生素A，可防止夜盲症和视力减退，有助于对多种眼疾的治疗。

猪肤

【性味】凉，甘。

【归经】肾经。

【功效】清热养阴，利咽，养血止血。

【适用范围】少阴客热下痢、咽痛、吐血衄血、崩漏、紫癜。

【现代研究】猪皮里蛋白质含量是猪肉的1.5倍，碳水化合物的含量比猪肉高4倍，而脂肪含量却只有猪肉的一半。

鸭蛋

【性味】凉，甘。

【归经】肺、大肠经。

【功效】滋阴清肺，止咳，止痢。

【适用范围】肺阴亏虚、干咳少痰、咽干而痛、胃阴亏虚、口干而渴、干呕、大便干燥。

【适宜人群】适于病后体虚、燥热咳嗽、咽干喉痛、高血压、腹泻痢疾等病患者食用。

【注意事项】

（1）鸭蛋的脂肪含量、胆固醇含量较高，中老年人不宜多食久食。

（2）儿童不宜多食。

（3）鸭蛋容易带有病菌，不宜食用未完全煮熟的鸭蛋。

（4）服用左旋多巴、解热镇痛药氨基比林及其复方制剂时不宜食用。

（5）脾阳不足，寒湿下痢，以及食后气滞痞闷者，癌症患者，高血压、高脂血症、动脉硬化及脂肪肝患者亦慎食。

（6）生病期间暂不宜食用。

（7）鸭蛋不宜与鳖、鱼、李子、桑椹同食。

【热量】180大卡/100克。

三、谷粮类

菰米

【性味】寒，甘。

【归经】胃、大肠经。

【功效】止渴，解烦热，调肠胃。

【适用范围】心脏病。

【热量】357千卡/100克。

【现代研究】菰米含蛋白质1.2%、脂肪油0.1%、碳水化合物2.8%、灰分0.5%。

蕨根

【性味】寒，甘。

【归经】肺、肝、脾、大肠经。

【功效】清热，利湿，平肝安神，解毒消肿。

【适用范围】黄疸、白带、泻痢腹痛、湿疹。

【热量】200千卡/100克。

【现代研究】

（1）直接食用副作用很大，对身体害大于益。食用后易烦躁、头痛、喉咙不适、肠胃不适，引发筋骨疼痛，长期食用有可能引起神经系统的自我控制能力下降。特别对有风湿类疾病的影响更大，有记载它可以利尿，但是这个利尿有所不同，它不是增加肠胃对水分的吸收功能，而是降低神经系统对泌尿系统的控制能力。

（2）蕨根有滑肠通便、清热解毒、消脂降压、通经活络、降气化痰、帮助睡眠等功效。

木薯

【性味】寒，苦，有小毒。

【归经】心经。

【功效】补充能量，消肿解毒，预防便秘。

【适用范围】疮疡肿毒、疥癣。

【热量】119千卡/100克。

【现代研究】

（1）抗癌防癌及糖尿病、高血压等。

（2）用于膀胱炎的治疗。

（3）护肝与抗氧化。

绿豆

【性味】凉，甘。

【归经】心、胃经。

【功效】清热解毒，祛暑止渴，利水消肿，明目退翳。

【适用范围】热毒、暑热、肢体水肿、热病烦渴、疮痈肿毒。

【注意事项】素体虚寒者等不宜多食或久食，脾胃虚寒泄泻者慎食。

【热量】349 千卡 /100 克。

【现代研究】

（1）绿豆具有解毒、防止酸中毒、促进生发、构成组织、使骨骼和牙齿坚硬、帮助血液凝固等作用。

（2）药理分析表明，绿豆有防止实验性动脉粥样硬化、防止家兔血脂上升的作用，还能使已升高的血脂迅速下降。

（3）其提取液有明显的解毒保肝作用。

（4）绿豆皮对葡萄球菌有较好的抑制作用。

大麦

【性味】凉，甘、咸。

【归经】脾、胃、膀胱经。

【功效】健脾和胃，除烦止渴，利小便，除热，益气，调中。

【适用范围】消渴、治食滞泄泻、小便淋痛、水肿、烫伤。

【注意事项】

（1）身体虚寒、大便溏薄者少食或不食

（2）大麦苗会让产妇的乳汁分泌减少，怀孕期间和母乳期间妇女忌食。

【热量】307 千卡 /100 克。

【现代研究】

（1）利于消化吸收。

（2）能有效地抑制结肠癌产生。

（3）β－葡聚糖具有调节血胆固醇的能力，降低食欲和延长食后葡萄糖的消化吸收而控制糖尿病的作用。

（4）戊聚糖可能与肠内含物黏度的影响有关，并有降低胆固醇的能力，因而有益于人体健康。

荞麦

【性味】凉，甘。

【归经】脾、胃、大肠经。

【功效】开胃宽肠，下气消积，解湿热毒。

【适用范围】绞肠痧、肠胃积滞、慢性泄泻、噤口痢疾、赤游丹毒、痈疽发背、瘰疬、烫伤。

【适宜人群】食欲不振、饮食不香、肠胃积滞、慢性泄泻之人。

【注意事项】避免荞麦与黄鱼同食。脾胃虚寒、消化功能不佳、经常腹泻的人、体质敏感之人不宜食用。

【热量】337千卡/100克。

【现代研究】

（1）可以保护视力，软化血管，降低人体血脂。

（2）可以有效预防脑溢血，还具有抗炎作用。

（3）含有丰富的膳食纤维，促进胃肠蠕动，通便，对于预防便秘有很好的作用。

（4）还可以降低血糖、血脂，可有效降低胆固醇。

小米

【性味】凉，甘、咸。

【归经】脾、胃、肾经。

【功效】健脾和胃，益肾气，补虚损，利尿。

【适用范围】脾胃虚热、反胃呕吐、腹泻。

【注意事项】素体虚寒，小便清长者少食；气滞者、阴虚者忌用。小米忌与杏仁同食。

【热量】358千卡/100克。

【现代研究】

（1）防止消化不良及口角生疮。

（2）减轻皱纹、色斑、色素沉着。

小麦

【性味】凉，甘。《本草拾遗》称其“皮寒，肉热”。

【归经】心、脾、肾经。

【功效】养心益脾，除烦止渴，利小便。

【适用范围】心气虚之心神不宁、失眠、妇女脏躁、烦躁不安、精神抑郁、悲伤欲哭。

【适宜人群】心血不足、心悸不安、多呵欠、失眠多梦、喜悲伤欲哭以及脚气病、末梢神经炎、体虚、自汗、多汗等症患者适宜食用。

【注意事项】痞满、肿胀、湿热者、糖尿病患者不宜。南方地下暖湿，所产小麦面能壅气作渴，助湿发热。市中所卖水面，俱和碱水伴切，更助发热。

【热量】317千卡/100克。

【现代研究】

（1）由小麦制成的面粉若油炸温度过高，超过两分钟就会产生强致癌物杂环胺。

（2）小麦富含淀粉、蛋白质、脂肪、矿物质、钙、铁、维生素B_1、维生素B_2、烟酸及维生素A等。因品种和环境条件不同，不同小麦粉的营养成分差别较大。

（3）从蛋白质的含量看，生长在大陆性干旱气候区的麦粒质硬而透明，含蛋白质较高，达14% ~ 20%，面筋强而有弹性，适宜烤面包；生于潮湿条件下的麦粒含蛋白质8% ~ 10%，麦粒软，面筋少。

【备注】小麦面畏萝菔；小麦皮治疗脚气病。

四、蔬果类

碧玉笋

【性味】寒，甘。

【功效】清热除火，生津止渴，化痰止咳，解毒，解酒，养肝，消食，止血凉血，安神除烦，明目，润肠，养阴补虚。

【适用范围】食欲不振、胃口不开、脘痞胸闷、大便秘结、痰涎壅滞、形体肥胖、酒醉恶心。

【热量】19千卡/100克。

草菇

【性味】寒，甘、微咸。

【归经】脾、胃经。

【功效】清热解暑，补益气血，降压。

【适用范围】暑热烦渴、体质虚弱、头晕乏力、高血压。

【适宜人群】糖尿病患者宜食。

【注意事项】脾胃虚弱之人忌食，不宜浸泡时间过长。

【热量】23千卡/100克。

【现代研究】提高人体免疫力，解毒，抗癌，消暑。

车前草

【性味】寒，甘。

【归经】肝、肾、肺、小肠经。

【功效】清热利尿，明目降压，祛痰止咳。

【适用范围】小便不利、淋浊带下、尿血、黄疸、水肿、热痢。

莼菜

【性味】寒，甘。

【归经】胃经。

【功效】清热解毒，止呕。

【适用范围】泻痢、胃痛、呕吐、反胃、痈疽疔肿、热疖。

【热量】21千卡/100克。

豆瓣菜

【性味】凉，甘。

【归经】肺经。

【功效】清热止渴，清燥润肺，化痰止咳，利尿。

【适用范围】肺痨、咳嗽、咯血、月经不调。

【热量】26千卡/100克。

蕺菜

【性味】微寒，辛。

【归经】肺经。

【功效】清热解毒，排脓消痈，利尿通淋。

【适用范围】肺痈吐脓、痰热喘咳、喉痹、热痢、痈肿疮毒、热淋。

【注意事项】

（1）虚寒症及阴性外疡忌食。

（2）多食令人气喘。

（3）久食之，发虚弱，损阳气，消精髓。

【热量】63千卡/100克。

【现代研究】

（1）抗菌作用。

（2）抗病毒作用。

（3）利尿作用。

（4）镇痛、止血、促进组织再生等作用。

茭白

【性味】寒，甘。

【归经】肝、脾经。

【功效】解热毒，除烦渴，利二便。

【适用范围】烦热、消渴、黄疸、痢疾、目赤、风疮。

【热量】26千卡/100克。

菊苣

【性味】凉，苦，咸。

【功效】清热解毒，利尿消肿。

【适用范围】湿热黄疸、肾炎水肿、胃脘胀痛、食欲不振。

【热量】19千卡/100克。

【现代研究】

（1）野生菊苣花的浸剂对动物注射，可兴奋中枢神经系统并增强心脏活动（振幅加大而频率减慢）。

（2）根可提高食欲，改善消化功能；高浓度的浸剂可增进胃分泌，但不增进平滑肌张力。

（3）根的乙醇或乙醚提取物有抗菌作用，其有效成分可能是一种倍半萜。

（4）根还有轻泻作用。种子有非特异性植物凝集素。还有人报道菊苣中含致癌烃。

水芹

【性味】凉，辛、甘。

【归经】肺、肝、膀胱经。

【功效】清热解毒，利尿，止血。

【适用范围】暴热烦渴、吐泻、浮肿、小便不利、淋痛、便血、吐血。

【热量】13千卡/100克。

芥蓝

【性味】凉，甘、辛。

【归经】肺经。

【功效】解毒利咽，顺气化痰，平喘。

【适用范围】风热感冒、咽喉痛、气喘、白喉。

【注意事项】病后及患疮肿者忌食。

【热量】22千卡/100克。

【现代研究】

（1）刺激人的味觉神经，增进食欲，还可加快胃肠蠕动，有助消化。

（2）能防止便秘。

（3）降低胆固醇，软化血管，预防心脏病。

蕨

【性味】寒，甘。

【归经】肝、胃、脾、大肠经。

【功效】清热利湿，止血，降气化痰。

【适用范围】感冒发热、黄疸、痢疾、带下、噎膈、肺结核、咳血、肠风便血、风湿。

【注意事项】蕨菜中有一种叫作“原蕨苷”的天然毒素，它有很强的致癌性不宜多服，久服。由于副作用极大，建议避免食用。

【热量】26千卡/100克。

苦瓜

【性味】寒，苦。

【归经】心、肝、脾经。

【功效】清热明目，利尿清心，壮阳。

【热量】22千卡/100克。

【现代研究】抗癌、降血糖。

苦苣

【性味】寒，苦。

【归经】心、脾、胃、大肠经。

【功效】清热解毒，凉血止血。

【适用范围】肠炎、痢疾、黄疸、淋证、咽喉肿痛、痈疮肿毒、乳腺炎、痔瘘、吐血、衄血、咯血、尿血、便血、崩漏。

【注意事项】

（1）脾胃虚寒者忌之。

（2）不可共蜜食。

【热量】32千卡/100克。

【现代研究】全草（产于澳大利亚者）含抗肿瘤成分。

荸荠

【性味】寒，甘。

【归经】肺、胃经。

【功效】润肺化痰，利尿，消痈解毒，化湿消食。

【适用范围】温病消渴、黄疸、热淋、痞积、目赤、咽喉肿痛、赘疣等。

【注意事项】

（1）糖尿病、孕妇、体质虚寒慎食，尤其是脾胃虚寒者更要多加注意。

（2）荸荠属于寒性食物，且生长于地下沼泽或水田中，表皮多有细菌、寄生虫（如姜片虫）附着，因此不宜生食，并且一定要作好表皮的清洁工作。

【热量】59千卡/100克。

【现代研究】英国在对荸荠的研究中发现一种“荸荠英”，这种物质对黄金色葡萄球菌、大肠埃希菌、铜绿假单胞菌均有一定的抑制作用，对降低血压也有一定效果。这种物质还对癌肿有防治作用。

莲藕

【性味】寒，甘。

【归经】心、脾、胃经。

【功效】清热凉血，通便止泻，健脾开胃，益血生肌，止血散瘀。

【适用范围】热病口渴、食欲不佳。

【热量】47千卡/100克。

竹笋

【性味】寒，甘。

【归经】大肠经。

【功效】宽胸利膈，通肠排便，开膈消痰。

【适用范围】消化不良、脘痞纳呆、便秘。

【热量】23千卡/100克。

芦笋

【性味】寒，甘。

【功效】清热解毒，生津利水。

【适用范围】热病口渴、淋病、小便不利。

【注意事项】忌与巴豆同食。

【热量】22千卡/100克。

马齿苋

【性味】寒，酸。

【归经】大肠、肝经。

【功效】清热解毒，凉血止痢，除湿，通淋。

【适用范围】热毒泻痢、热淋、尿闭、赤白带下、崩漏、痔血、疮疡痈疖、丹毒、瘰疬、湿癣、白秃。

【注意事项】

（1）凡脾胃虚寒，肠滑作泄者勿用。

（2）煎饵方中不得与鳖甲同入。

【热量】28千卡/100克。

【现代研究】

（1）本品含有丰富的维生素A样物质，故能促进上皮细胞的生理功能趋于正常，并能促进溃疡的愈合。

（2）抑菌：马齿苋对大肠埃希菌、痢疾志贺菌、伤寒沙门菌均有抑制作用；对常见致病性皮肤真菌亦有抑制作用。

（3）马齿苋对血管有显著的收缩作用，此种收缩作用兼有中枢及末梢性。

（4）马齿苋对豚鼠、大鼠及兔离体子宫均有兴奋作用，对兔在体子宫亦可引起收缩。

（5）本品对家兔有降压、利尿及加强肠蠕动作用。

魔芋

【性味】寒，辛。

【功效】消肿散结，解毒止痛。

【适用范围】肿瘤、颈淋巴结结核；外用治痈疖肿毒、毒蛇咬伤。

【热量】20千卡/100克。

【现代研究】抑癌，抗炎抗菌，通便，降血脂，减肥，降血糖，对心血管有保护作用。

牛蒡根

【性味】凉，苦、微甘。

【归经】肺、心经。

【功效】清热解毒，疏风利咽。

【适用范围】用于风热感冒、咳嗽、咽喉肿痛、疮疖肿毒、脚癣、湿疹。

【注意事项】脾虚便溏者禁食。

【热量】72千卡/100克。

【现代研究】

（1）利尿作用。

（2）对溶血性金黄色葡萄球菌有抑制作用。

蒲公英

【性味】寒，苦、甘。

【归经】肝、胃经。

【功效】清热解毒，消痈散结。

【适用范围】乳痈、肺痈、肠痈、痄腮、疔毒疮肿、目赤肿痛、感冒发热、咳嗽、咽喉肿痛、胃炎、肠炎、痢疾、肝炎、胆囊炎、尿路感染、蛇虫咬伤。

【注意事项】阳虚外寒、脾胃虚弱者忌用。

【热量】53千卡/100克。

【现代研究】有抗菌、通乳、抗肿瘤、利胆作用。

番茄

【性味】微寒，酸、甘。

【功效】生津止渴，健胃消食。

【注意事项】脾胃虚寒、胃酸过多应少食。

【热量】15千卡/100克。

酸浆

【性味】寒，酸，苦。

【功效】清热解毒，利尿。

【适用范围】黄疸、痢疾、热咳、咽痛、水肿、疔疮、丹毒。

【热量】23千卡/100克。

【现代研究】对小儿呼吸道炎症有一定疗效。

苋菜

【性味】凉，甘。

【功效】清热，利窍。

【适用范围】赤白痢疾，二便不通。

【热量】30千卡/100克。

小麦苗

【性味】寒，辛。

【归经】心、小肠经。

【功效】除烦热，疗黄疸，解酒毒。

【适用范围】黄疸、酒毒暴热、胸膈热。

【现代研究】

（1）抗癌（麦秆中含一种抗小鼠艾氏癌和肉瘤-180的多糖）。

（2）驱虫。

蕹菜

【性味】寒，甘。

【归经】肠、胃经。

【功效】清热解毒，利尿，止血。

【适用范围】鼻衄、便秘、淋浊、便血、痔疮、痈肿、蜇伤、蛇虫咬伤。

【热量】20千卡/100克。

【现代研究】曾有报道紫色蕹菜中含胰岛素样成分，可用于糖尿病。

越瓜

【性味】寒，甘。

【归经】胃、大肠经。

【功效】利小便，解热毒。

【适用范围】烦热口渴、小便不利。

【注意事项】脾胃虚寒者忌。

【热量】19千卡/100克。

番荔枝

【性味】寒，甘。

【归经】大肠经。

【功效】补脾胃，清热解毒，杀虫。

【适用范围】恶疮肿痛，肠寄生虫。

【热量】94 千卡 /100 克。

楮实子

【性味】寒，甘。

【归经】肝、肾经。

【功效】补肾清肝，明目，利尿。

【适用范围】腰膝酸软、肾虚目昏、阳痿、水肿。

哈密瓜

【性味】寒，甘。

【功效】清热解暑，生津止渴，利尿除烦。

【适用范围】暑热烦渴、热盛津伤、小便淋痛。

【注意事项】糖尿病、脾胃虚弱者忌食。

【热量】34 千卡 /100 克。

【现代研究】对肾病、胃病、咳嗽痰喘、贫血、便秘有一定疗效。

枇杷

【性味】凉，甘、酸。

【归经】脾、肺、肝经。

【功效】润肺，下气，止渴。

【适用范围】肺燥咳嗽、吐逆、烦渴。

【注意事项】种子及新叶轻微带有毒性，生吃会释放出微量氰化物，但因其味苦，一般不会吃到足以致害的分量。

【热量】39 千卡 /100 克。

苹果

【性味】凉，甘、微酸。

【功效】生津润肺，除烦解暑，开胃醒酒，止泻，调节电解质平衡，补脑养血，宁神安眠。

【适用范围】慢性胃炎、消化不良、慢性腹泻、神经性结肠炎、便秘、高血压、高血脂、肥胖、癌症、贫血。

【注意事项】苹果籽中含有氰苷，其在遇酸或在生物酶的作用下可水解为剧毒物质氢氰酸，但每克苹果籽仅含几百微克，一般情况下不会造成中毒。

【热量】52千卡/100克。

【现代研究】苹果香味使人较快入眠。

猕猴桃

【性味】寒，甘、酸。

【归经】肾、胃经。

【功效】清热生津，健脾止泻，止渴利尿。

【适用范围】食欲不振、消化不良、反胃呕吐、烦热、黄疸、消渴、尿道结石、疝气、痔疮、癌症、高血压、冠心病。

【热量】61千卡/100克。

牛心果

【性味】寒，苦、甘。

【归经】大肠经。

【功效】清热，驱虫止痢。

【适用范围】恶疮肿痛。

桑椹

【性味】寒，甘、酸。

【归经】心、肝、肾经。

【功效】补肝益肾，安神益智，补血滋阴，生津止渴，润肠通便，明耳目，乌须发。

【适用范围】头晕目眩、心悸、失眠、健忘、疲倦乏力、内热消渴、便秘、须发早白、目暗、耳鸣、腰膝酸软。

【热量】57千卡/100克。

【现代研究】

（1）抗氧化作用。

（2）降血糖作用。

（3）抗衰老作用。

柿子

【性味】寒，甘、涩。

【归经】心、肺、大肠经。

【功效】清热，润肺，止渴。

【适用范围】咳嗽、热渴、吐血和口疮。

【热量】74千卡/100克。

香瓜

【性味】寒，甘。

【归经】心、胃经。

【功效】消暑热，解烦渴，利小便。

【适用范围】暑热所致的胸膈满闷不舒、食欲不振、烦热口渴、热结膀胱、小便不利。

【注意事项】忌与榴莲同服。

【热量】26千卡/100克。

香蕉

【性味】寒，甘。

【归经】肺、大肠经。

【功效】清热，通便，解酒。

【适用范围】口干烦渴、肺结核、便秘、痔疮、高血压、冠心病、动脉硬化、癌症、食管溃疡。

【热量】89千卡/100克。

柚子

【性味】寒，甘、酸。

【归经】肝、脾、胃经。

【功效】下气，化痰，消食，解酒。

【适用范围】糖尿病、气郁胸闷、腹冷痛、消化不良、慢性支气管炎、痰多、咳嗽、疝气。

【注意事项】脾胃虚弱，肾结石者慎用。

【热量】42千卡/100克。

【现代研究】含有非常丰富的维生素C以及类胰岛素等成分，故有降血糖、降血脂、减肥、美肤养容等功效。经常食用，对高血压、糖尿病、血管硬化等疾病有辅助治疗作用，对肥胖者有健体养颜功能。

薄荷

【性味】凉，辛。

【归经】肺、肝经。

【功效】宣散风热，清头目，透疹。

【适用范围】风热感冒、风温初起、头痛、目赤、咽喉肿痛、口疮、风疹、麻疹、胸胁胀闷。

【注意事项】体虚多汗、阴虚血燥者慎用。

【热量】34千卡/100克。

【现代研究】

（1）内服能兴奋中枢神经系统，使皮肤毛细血管扩张，促进汗腺分泌，增加散热，而起到发汗解热作用。

（2）薄荷油外用能刺激神经末梢的冷感受器而产生冷感，并反射性地造成深部组织血管的变化而起到消炎、抑菌、止痛、止痒、局部麻醉作用。

菊花脑

【性味】凉，苦、辛。

【功效】清热解毒。

【适用范围】风火赤眼、鼻炎、咽喉肿痛、支气管炎、疮疖肿痛。

【热量】209千卡/100克。

【现代研究】用于冠心病、高血压的治疗，有镇静、解热之效。对金黄色葡萄球菌、乙型溶血性链球菌、痢疾志贺菌、伤寒沙门菌、副伤寒沙门菌、大肠埃希菌、铜绿假单胞菌、人型结核菌及流感病毒均有抑制作用。能明显扩张冠状动脉，并增加血流量。可增强毛细血管抵抗力。菊苷有降压作用。

落葵

【性味】凉，甘、淡。

【功效】清热解毒，接骨止痛。

【适用范围】阑尾炎、痢疾、大便秘结、膀胱炎，外用治骨折、跌打损伤、外伤出血、烧烫伤。

【注意事项】脾胃虚寒者、孕妇忌。

【热量】23千卡/100克。

马兰

【性味】凉，辛。

【归经】肺、肝、胃、大肠经。

【功效】凉血止血，清热利湿，解毒消肿。

【适用范围】吐血、衄血、血痢、崩漏、创伤出血、黄疸、水肿、淋浊、感冒、咳嗽、咽痛喉痹、痔疮、痈肿、丹毒、小儿疳积。

【注意事项】孕妇慎服。

【热量】28千卡/100克。

【现代研究】马兰乙醇提取液，注射于动物有镇咳作用；并有抗惊厥及加强戊巴比妥钠的催眠作用。对小鼠有弱镇痛作用。

芹菜

【性味】凉，甘、辛、微苦。

【归经】肝、胃经。

【功效】平肝，清热，祛风，利水，止血，解毒。

【适用范围】肝阳上亢眩晕、风热头痛、咳嗽、黄疸、小便淋痛、尿血、崩漏、带下、疮疡肿毒。

【注意事项】生疥癞人勿服。

【热量】13千卡/100克。

【现代研究】

（1）降压作用。

（2）对中枢的作用：含有具有安定作用的生物碱，有抗惊厥作用。芹菜苷或芹菜素口服能对抗小鼠可卡因引起的兴奋。

（3）对子宫的作用：芹菜种子提取物对已孕及未孕子宫有收缩作用。

茼蒿

【性味】凉，甘、辛。

【归经】心、脾、胃经。

【功效】和脾胃，消痰饮，安心神。

【适用范围】脾胃不和、二便不通、咳嗽痰多、烦热不安。

【注意事项】动风气，熏人心，令人气满，不可多食。泄泻者禁用。

【热量】24千卡/100克。

莴苣

【性味】凉，苦、甘。

【归经】胃、小肠经。

【功效】利尿，通乳，清热解毒。

【适用范围】小便不利、尿血、乳汁不通、虫蛇咬伤、肿毒。

【注意事项】多食昏人眼。

【热量】15千卡/100克。

【现代研究】

（1）抗菌作用，莴苣汁对白假丝酵母菌生长具抑制作用。

（2）保肝作用，可显著改善肝小叶脂肪性病变及细胞坏死。

（3）免疫生物学作用，从莴苣汁分离的莴苣凝集素可使大、小鼠红细胞凝集。可调节鼠类脾脏B细胞的免疫生物学反应。

莙荙菜

【性味】凉，甘。

【归经】肺、肾、大肠经。

【功效】清热，行瘀，解毒。

【适用范围】麻疹透发不快、痢疾、经闭、淋病、吐血、治痈肿、创伤。

【热量】7千卡/100克。

【现代研究】菜叶片富含还原糖、粗蛋白、纤维素，以及维C、钾、钙、铁等微量元素。

球茎甘蓝

【性味】凉，甘、辛。

【归经】肝、胃经。

【功效】利水消肿，止咳化痰，清神明目，醒酒降火，解毒。

【适用范围】小便淋浊、大便下血、肿毒、脑漏。

【注意事项】耗气损血，病后及患疮忌之。

【热量】32千卡/100克。

【现代研究】

（1）鲜品绞汁服用，对胃病有治疗作用。

（2）宽肠通便，防治便秘，排除毒素。

（3）增强人体免疫功能。

（4）抑制亚硝酸胺的合成，具有一定的防癌抗癌作用。

抱子甘蓝

【性味】凉，甘。

【功效】补肾壮骨，健胃通络。

【适用范围】久病体虚、食欲不振、胃部疾患。

【热量】36千卡/100克。

【现代研究】

（1）能减轻中毒、慢性病如肺部发炎或幽门杆菌引起的胃炎等。

（2）有助于提升人体免疫力，降低疾病感染的概率。

（3）有助于排便，降低胆固醇，预防心血管疾病、2型糖尿病。

蕉芋

【性味】凉，甘、淡。

【功效】清热利湿，解毒。

【适用范围】痢疾、泄泻、黄疸、痈疮肿毒。

【热量】79千卡/100克。

【现代研究】根茎含淀粉、还原糖、蛋白质及色氨酸。

菊芋

【性味】凉，甘、微苦。

【功效】清热凉血，消肿。

【适用范围】热病、肠热出血、跌打损伤、骨折肿痛。

【热量】64千卡/100克。

【现代研究】对血糖具有双向调节作用。

冬瓜

【性味】凉，甘、淡。

【归经】肺、大肠、膀胱经。

【功效】清热利水，消肿解毒，生津除烦，利胆。

【适宜人群】肥胖、肾病水肿、肝硬化腹水、糖尿病、冠心病、高血压、动脉硬化、癌症患者及孕妇。

【注意事项】脾胃虚弱、腹泻便溏、胃寒疼痛忌。与红小豆、醋、红鲫鱼不可同服。

【热量】12千卡/100克。

黄瓜

【性味】凉，甘。

【归经】脾、胃、大肠经。

【功效】除热，利水，解毒。

【适用范围】烦渴、咽喉肿痛、火眼、烫伤。

【热量】16千卡/100克。

丝瓜

【性味】凉，甘。

【归经】肝、肺经。

【功效】清热化痰，止咳平喘，通络。

【热量】20千卡/100克。

【现代研究】

（1）抗坏血病。

（2）健脑美容。

（3）抗病毒。

（4）抗过敏。

小白菜

【性味】凉，甘。

【归经】肠、胃经。

【功效】解热除烦，通利肠胃。

【适用范围】肺热咳嗽、便秘、丹毒、漆疮。

【注意事项】脾胃虚寒、大便溏薄者慎服。

【热量】17千卡/100克。

【现代研究】促进血脂下降，增加对感染的抵抗力。

黄豆芽

【性味】凉，甘。

【归经】脾、大肠经。

【功效】清热利湿，消肿除痹，润肌肤。

【适用范围】去黑痣、治疣赘。

【注意事项】慢性腹泻及脾胃虚寒者不宜食用。

【热量】44千卡/100克。

【现代研究】

（1）防治牙龈出血、心血管硬化。

（2）降低胆固醇。

（3）对青少年生长发育、预防贫血有好处。

（4）健脑。

（5）抗疲劳。

（6）抗癌。

萝卜

【性味】凉，甘、辛。

【归经】脾、胃、肺、大肠经。

【功效】消食，下气，化痰，止血。

【适用范围】主治消化不良、食积胀满、吞酸、翻胃、吐食、肠风、泄泻、痢疾、便秘、痰热咳嗽、咽喉不利、咳血、吐血、衄血、便血、消渴、淋浊。外治疔疮肿疡、损伤瘀肿、烫伤及冻疮。

【注意事项】脾胃虚寒者不宜生食。

【热量】16千卡/100克。

【现代研究】

（1）萝卜含有能诱导人体自身产生干扰素的多种微量元素，可增强机体免疫力，并能抑制癌细胞的生长，对防癌、抗癌有重要意义。

（2）萝卜中的芥子油和膳食纤维可促进胃肠蠕动，有助于体内废物的排出。

菱角

【性味】凉，涩、甘。

【归经】脾、胃经。

【功效】利尿通乳，止渴，解酒毒；益气健脾，强股膝，健力。

【适用范围】菱柄外用治皮肤多发性疣赘；菱壳烧灰外用治黄水疮、痔疮。

【注意事项】不宜过量。菱角与猪肉同食易导致肝痛；菱角加蜂蜜导致消化不良。

【热量】98千卡/100克。

【现代研究】

（1）抗癌，可用之防治食管癌、胃癌、子宫癌等。

（2）减肥。

（3）缓解皮肤病。

茄子

【性味】凉，甘。

【归经】脾、胃、大肠经。

【功效】清热止血，消肿止痛。

【适用范围】发热便秘。

【热量】23千卡/100克。

紫菜薹

【性味】凉，甘。

【功效】散瘀消肿、破结通畅。

【注意事项】胃炎、痢疾、肠炎、消化性溃疡、呼吸系统疾病患者忌食紫菜薹。

【热量】43千卡/100克。

【现代研究】紫菜薹营养丰富，含有钙、磷、铁、胡萝卜素、维生素C等成分，紫菜薹是低脂肪蔬菜，富含膳食纤维，多食用可以降低血脂，降低胆固醇，预防便秘。

竹荪

【性味】凉，甘、微苦。

【功效】补气养阴，润肺止咳，清热利湿。

【适用范围】肺虚热咳、喉炎、痢疾、白带、高血压、高脂血症。

【注意事项】脾胃虚寒，腹泻者不宜多用。黄裙竹荪有毒。

【热量】115千卡/100克。

【现代研究】

（1）富含氨基酸、维生素、无机盐，具有滋补强壮、益气补脑、宁神健体之功效，可以提高免疫力。

（2）保护肝脏，减少腹壁脂肪以降血压，降血脂，抑制肿瘤。

橄榄

【性味】凉，甘、酸、涩。

【归经】肺、胃经。

【功效】清肺利咽，开胃生津，解毒。

【适用范围】咳嗽痰血、咽喉肿痛、食欲不振、暑热烦渴、醉酒、鱼蟹中毒、鱼骨鲠咽、湿疹疳疮。

【适宜人群】橄榄营养丰富，且易被人体吸收，尤适于女性、儿童食用。

【热量】49千卡/100克。

【现代研究】冬春季节，每日嚼食两三枚鲜橄榄，可防止上呼吸道感染，故民间有“冬春橄榄赛人参”之誉。

草莓

【性味】凉，甘、酸。

【归经】肺、脾经。

【功效】清凉止渴，健胃消食。

【适用范围】口渴、食欲不振、消化不良、无痰干咳、小便干涩、口舌糜烂、高血压。

【注意事项】痰湿内盛、肠滑便泻者，尿路结石患者不宜多食草莓。

【热量】32千卡/100克。

橙子

【性味】凉，甘、酸。

【归经】肺经。

【功效】生津止渴，开胃下气，解酒。

【适用范围】胸腹胀满、胸痹、痞痛、痰癖、水肿、食积、便秘、胃下垂、子宫下垂、脱肛、低血钾、高血压、冠心病、脑血管病变、急慢性气管炎咳嗽有痰、消化不良、食欲不振。

【热量】48千卡/100克。

梨

【性味】凉，甘、酸。

【归经】肺、胃经。

【功效】降火，清心，润肺，化痰，止咳，退热，解疮毒、酒毒。

【适用范围】热病伤阴或阴虚所致的干咳、口渴、便秘、多痰、高血压、心脏病、肝炎、肝硬化、急慢性支气管炎、小儿百日咳。

【注意事项】腹泻、糖尿病、经期、产后、痛经、不可与蟹肉、鹅肉同食

【热量】58千卡/100克。

【现代研究】

（1）降血压：梨中含有丰富的B族维生素，能保护心脏，减轻疲劳，增强心肌活力。

（2）梨性凉，能清热镇静，常食能使血压恢复正常，改善头晕目眩等症状。

（3）抗癌：食梨能防止动脉粥样硬化，抑制致癌物质亚硝胺的形成，从而防癌抗癌。

罗望子

【性味】凉，甘、酸。

【功效】清热解暑，消食化积。

【适用范围】肠道不畅、大便干结、胃热纳差、胃脘热、恶心、呕吐、口干烦渴、昏倒、心悸心慌、皮肤瘙痒、口腔溃疡、热性心虚、白喉。

【热量】239千卡/100克。

杧果

【性味】凉，甘、酸。

【归经】脾、膀胱、肾、胃经。

【功效】益胃止呕，解渴利尿。

【适用范围】男士性功能减退、女性经血少、闭经、高血压、口渴咽干、食欲不振、癌症、晕眩呕吐、咽痛音哑、咳嗽痰多。

【热量】35千卡/100克。

木奶果

【性味】凉，甘。

【归经】肺、脾经。

【功效】祛湿解毒。

【适用范围】香港脚、稻田皮炎。

【现代研究】果实提取物倍半萜内酯具有抗肿瘤的作用。

西瓜

【性味】凉，甘。

【归经】心、胃、膀胱经。

【功效】清热解暑，生津止渴，利尿除烦。

【适用范围】暑热烦渴、热盛津伤、小便淋痛。

【注意事项】脾胃虚寒者忌。

【热量】31千卡/100克。

【现代研究】

（1）本品含瓜氨酸、精氨酸、能增加肝中尿素的形成，有利尿作用。

（2）含甜菜碱、维生素C、果糖、苹果酸、胡萝卜素、微量元素及多种挥发性成分。

余甘子

【性味】凉，甘、酸、涩。

【归经】肺、胃经。

【功效】清热凉血，消食健胃，生津止咳。

【适用范围】血热血瘀、消化不良、腹胀、咳嗽、喉痛、口干。

【热量】45千卡/100克。

罗汉果

【性味】凉，甘。

【归经】肺、大肠经。

【功效】清肺止咳，润肠通便。

【适用范围】痰火咳嗽、百日咳、扁桃体炎、咽喉炎、急性胃炎、肠燥便秘。

【热量】246千卡/100克。

【现代研究】

（1）罗汉果含罗汉果新苷、罗汉果苷、罗汉果黄素、山柰酚二吡喃鼠李糖苷，亦含甘露糖、果糖、油酚及微量元素等。

（2）复方罗汉果对肠管运动功能有双向调节作用。

（3）罗汉果体外可抑菌。

五、饮品类

驴乳

【性味】寒，甘。

【归经】肝经。

【功效】清热解毒，润燥止渴。

【适用范围】黄疸、小儿惊风、风热赤眼、消渴。

【注意事项】多食会导致腹泻。

蜂胶

【性味】寒，苦、辛。

【归经】脾、胃经。

【功效】收敛生肌；补虚弱，化浊脂，止消渴。

【适用范围】解毒消肿、烧烫伤、皮肤裂痛、体虚早衰、高脂血症。

【注意事项】

（1）严重过敏体质者慎用或停用。

（2）孕妇禁服：孕妇食用蜂胶后，会刺激子宫，引起宫缩，干扰胎儿正常的生长发育。

（3）一周岁以下的婴幼儿不宜服用，其功效成分有可能影响婴儿免疫系统正常发育。

【热量】300千卡/100克。

马乳

【性味】凉，甘。

【归经】心、脾经。

【功效】养血润燥，清热解渴。

【适用范围】血虚烦热、虚劳骨蒸、消渴、牙疳。

【注意事项】禁与鲤鱼、茶、大蒜同食。

【热量】千卡/100克。

【现代研究】

（1）含有蛋白质、脂肪、碳水化合物、磷、钙、钾、钠、维生素A、维生素B_1、维生素B_2、维生素C、烟酸、肌醇等多种成分。

（2）具有补虚强身、润燥美肤、清热止渴的作用。

六、油料类

猪脂（炼）

【性味】凉，甘。

【归经】膀胱经。

【功效】补虚，润燥，解毒。

【适用范围】脏腑枯涩、大便不利、燥咳、皮肤皲裂。

【热量】897千卡/100克。

芝麻油

【性味】凉，甘。

【归经】大肠经。

【功效】控制血脂，预防心血管疾病。

【适用范围】高脂血症、心血管疾病。

【注意事项】患有菌痢、急性胃肠炎、腹泻等病症者应少食。

【热量】898千卡/100克。

【现代研究】芝麻油是所有烹调油脂当中最“原生态”的一种，它不能精炼，其中天然成分都原样保存在油里。这就成全了其中极为丰富的维生素E和著名的抗氧化物质——芝麻酚，以及磷脂和植物固醇。

茶籽油

【性味】凉，甘、苦。

【归经】大肠经。

【功效】强心，溶血栓，降胆固醇，预防肿瘤。

【适用范围】冠心病、高脂血症、糖尿病、高血压。

【热量】898千卡/100克。

【现代研究】茶籽油易于消化吸收。茶籽油还含有橄榄油所没有的生物活性物质如山茶苷、山茶皂苷、茶多酚等。茶籽油不容易氧化，稳定性好，易于贮存。而且由于山茶树生长在山区，较少有农药化肥的污染，是地道的天然绿色食用油。

七、调料类

栀子

【性味】寒，苦。

【归经】心、肺、三焦经。

【功效】泻火除烦，清热利湿，凉血解毒。

【适用范围】热病心烦、湿热黄疸、淋证涩痛、血热吐衄、目赤肿痛、火毒疮疡。

【注意事项】大剂量栀子及其有效成分对肝脏有一定的毒性作用。

【现代研究】有抗病毒、抗内毒素、解热、抗炎、利胆和保肝等作用。

紫草

【性味】寒，甘、咸。

【归经】心、肝经。

【功效】凉血，解毒，透疹消斑。

【适用范围】温热斑疹、湿热黄疸、紫癜、吐血、衄血、尿血、血痢、淋浊、便秘。

【热量】182千卡/100克。

【现代研究】

（1）新疆软紫草煎剂、紫草素、二甲基戊烯酰基紫草素等在体外对金黄色葡萄球菌、大肠埃希菌、流感病毒有抑制作用。

（2）紫草还有抗炎、镇痛、镇静、增强心肌收缩力等作用。

第二章　温热性食物

温热性食物：与寒凉食物相反，适用于寒性体质或寒证的食物就属于温热性食物。温热性食物属于阳性，有散寒、温经、通络、助阳等功效。热比温的程度更强，但温与热也缺乏明确界限。一般来说，具有辛辣刺激性的食物，或飞禽类，油炸的高热能的食物，多数是温热性食物，这些食物经消化吸收后，能明显增强人体的新陈代谢。若原有热证者又过食温热性食物，会使热证加重。如患有甲状腺功能亢进性心脏病时，又过多进食牛肉、虾及饮酒等，就有可能使体温增高，心跳加快，热性症状更明显。中医食疗重视食物的不同性味和作用，用食物性味的偏胜来调整人体气血阴阳，扶正祛邪，以期“阴平阳秘，精神乃治”，如适用于风寒感冒、发热、恶寒、流涕、头痛等症状的生姜、葱白、香菜；适用于腹痛、呕吐、喜热饮等症状的干姜；适用于肢冷、畏寒、风湿性关节痛等症状的辣椒、酒等都是以食物的温性来扶正祛邪的。中国人讲究食补，而在食补中又讲究温补，温性食物便具有温补的作用。如在果品中，栗补肾气、强筋骨、益脾胃、止泄泻；荔枝健脾胃、养气血，治脾虚所致的贫血、泄泻；胡桃肉温补肾阳、润肺止喘；松子仁滋阴润肺、润肠通便、祛风活络；龙眼肉养心安神，治疗气血不足引起的浮肿、泄泻；大枣补脾和胃、益气生津、润心肺、补五脏。在肉类食品中，羊肉健脾强肾、补虚益劳；牛肉益气养血，治精血虚亏，功似黄芪；鸡肉温补脾胃、补血益肾；鸡肠治小便频数、遗精遗尿；鹿肉补五脏、疗虚劳、通络祛风；鹿鞭补肾壮阳、益膝暖宫；海参润燥、补肾、养血，补益作用功似人参；鲢鱼温中益气、暖胃、泽肤；鲟鱼活血通淋、益气补虚；黄鳝温阳益脾、补肝养血等等。

一、水产类

黄姑鱼

【性味】温，甘、微咸。

【归经】脾、胃、肾经。

【功效】开胃，益五脏，补气血。

【注意事项】痛风、哮喘、红斑狼疮等痼疾者慎食黄姑鱼。

【热量】137千卡/100克。

白鱼

【性味】温，甘。

【归经】肺、胃、肝经。

【功效】开胃健脾，利水消肿。

【适用范围】消瘦浮肿、产后抽筋。

【注意事项】白鱼不宜和大枣同食；适宜营养不良、肾炎水肿、病后体虚、消化不良之人食用；支气管哮喘之人，癌症患者，红斑性狼疮者，荨麻疹、淋巴结核以及患有疮疖者忌食。

【热量】103千卡/100克。

【现代研究】具有补肾益脑、开窍利尿等作用。尤其鱼脑，是不可多得的强壮滋补品。久食之，对性功能衰退、失调有特殊疗效。

草鱼

【性味】温，甘。

【归经】脾、胃经。

【功效】暖胃和中，平降肝阳，祛风治痹，明目。

【适用范围】虚劳、风虚头痛、肝阳上亢、头痛、久疟。

【适宜人群】虚劳、风虚头痛、肝阳上亢高血压、久疟、心血管病患者。

【注意事项】鱼胆有毒不能吃。

【热量】113千卡/100克。

【现代研究】含有丰富的不饱和脂肪酸，对血液循环有利，保护心脑血管；含有丰富的硒元素，经常食用有抗衰老、养颜的功效，而且对肿瘤也有一定的防治作用。

带鱼

【性味】温，甘。

【归经】胃经。

【功效】补脾，益气，暖胃，养肝，泽肤，补气，养血，健美。

【适用范围】久病体虚、血虚头晕、气短乏力、食少羸瘦、营养不良。

【适宜人群】适宜久病体虚、血虚头晕、气短乏力、食少羸瘦、营养不良者及皮肤干燥之人食用。

【注意事项】带鱼忌用牛油、羊油煎炸；不可与甘草、荆芥同食。患有疥疮、湿疹等皮肤病或皮肤过敏者忌食；癌症患者及患红斑狼疮之人忌食；痈疖疔毒和淋巴结核、支气管哮喘者亦忌之。

【热量】172千卡/100克。

【现代研究】其含有的不饱和脂肪酸能降低胆固醇；含有一种抗癌成分6–硫代鸟嘌呤，对辅助治疗白血病、胃癌、淋巴肿瘤等有益；含有丰富的镁元素，对心血管系统有很好的保护作用，有利于预防高血压、心肌梗死等心血管疾病。

凤尾鱼

【性味】温，甘。

【归经】脾经。

【功效】补气虚，健脾胃，活血。

【适用范围】体弱气虚、营养不良。

【适宜人群】体弱气虚、营养不良者；儿童。

【注意事项】凡湿热内盛，或患有疥疮瘙痒之人忌食。

【现代研究】凤尾鱼所含之锌，能使血中淋巴细胞增加，锌、硒等微量元素有利于儿童智力发育。

鳡鱼

【性味】温，甘。

【归经】脾、胃经。

【功效】暖中益胃。

【适用范围】呕吐。

大马哈鱼

【性味】微温，甘。

【功效】补虚劳，健脾胃，暖胃和中。

【适用范围】消瘦、水肿、消化不良等。

【适宜人群】心血管疾病患者和脑力劳动者。

【热量】139千卡/100克。

【现代研究】含有丰富的不饱和脂肪酸，能有效降低血脂，防治心血管疾病；有增强脑功能、防治阿尔茨海默病和预防视力减退的功效；预防糖尿病。

乌龟

【性味】龟肉：温，甘酸，无毒；龟甲：平，咸甘，无毒。

【归经】龟肉入肝、肺、脾经；龟甲入心、肝、肾经。

【功效】除湿痹，补阴虚，滋肾水，止血，解毒。

【适用范围】龟肉治湿痹、风痹、筋骨疼痛、久年寒咳、夜多小便、小儿遗尿、痔疮下血、血痢、子宫脱垂；龟甲治阴虚不足、骨蒸劳热、头晕目眩、筋骨疼痛、腰膝无力、小儿囟门不合及头疮、妇女胎前产后痢疾、女子赤白带下、阴痒、热病后津液不足之咽干口渴。

【热量】118 千卡 /100 克。

海鳗

【性味】温，甘。

【归经】肺、肝、肾经。

【功效】补虚损，润肺，祛风通络，解毒。

【适用范围】主病后、产后体虚，遗精，贫血，神经衰弱，气管炎，面神经麻痹，骨节疼痛，急性结膜炎，疮疖，痔瘘。

【注意事项】外用：适量，鲜血涂，或将鲜血滴于吸水纸上，阴干，贴敷。

【现代研究】富含多种营养成分，具有良好的强精壮肾的功效，富含钙质和维生素 A。

鲢鱼

【性味】温，甘。

【归经】脾、胃经。

【功效】健脾补气，温中暖胃，散热。

【适用范围】脾胃虚弱、食欲减退、瘦弱乏力、腹泻等。

【适宜人群】适用于脾胃虚寒体质、溏便、皮肤干燥者。

【注意事项】脾胃蕴热者不宜食用；瘙痒性皮肤病、内热、荨麻疹、癣病者应忌食。

【热量】104千卡/100克。

【现代研究】提供丰富的胶质蛋白，即能健身，又能美容；它对皮肤粗糙、脱屑、头发干脆易脱落等症均有疗效；为温中补气、暖胃、泽肌肤的养生食品。

鲶鱼

【性味】温，甘。

【归经】胃、膀胱经。

【功效】补气，滋阴，催乳，开胃，利小便。

【适用范围】体虚、营养不良、小便不利、脚气浮肿、产妇缺乳。

【适宜人群】尤其以老、幼、妇女产后及消化功能不佳的人最为适用。

【注意事项】鲶鱼不宜与牛羊油、牛肝、鹿肉、野猪肉、野鸡、中药荆芥同食；鲶鱼为发物，痼疾、疮疡患者慎食。

【热量】146千卡/100克。

鳝鱼

【性味】温，甘。

【归经】肝、脾、肾经。

【功效】补中益气，养血固脱，温阳益脾，强精止血，滋补肝肾，祛风通络。

【适用范围】内痔出血、气虚脱肛、产后瘦弱、妇女劳伤、子宫脱垂、肾虚腰痛、四肢无力、风湿麻痹、口眼歪斜。

【注意事项】鳝鱼不宜于狗肉、狗血、南瓜、菠菜、红枣同食；

有瘙痒性皮肤病者忌食；有痼疾宿病者，如支气管哮喘、淋巴结核、癌症、红斑狼疮患者应谨慎食用；另凡病属虚热，或热证初愈，痢疾，腹胀属实者不宜食用。

【热量】89千卡/100克。

【现代研究】其所含DHA和卵磷脂，是脑细胞不可缺少的营养；含有降低血糖和调节血糖的“鳝鱼素”，脂肪极少；含丰富的维生素A，能增进视力，促进新陈代谢。

鳙鱼

【性味】温，甘。

【归经】胃经。

【功效】疏肝解郁，健脾利肺，补虚弱，祛风寒，益筋骨。

【适用范围】可用于咳嗽、水肿、肝炎、眩晕、肾炎和身体虚弱。

【适宜人群】适宜体质虚弱、脾胃虚寒、营养不良之人食用；特别适宜咳嗽、水肿、肝炎、眩晕、肾炎和身体虚弱者食用。

【注意事项】食用过多易引发疥疮；鱼胆有毒勿食；热病及有内热者、荨麻疹、癣病者、瘙痒性皮肤病应忌食。

【热量】100千卡/100克。

【现代研究】胖头鱼属高蛋白、低脂肪、低胆固醇鱼类，对心血管系统有保护作用；富含磷脂及改善记忆力的垂体后叶素，特别是脑髓含量很高，常食能暖胃、祛头眩、益智商、助记忆、延缓衰老，还可润泽皮肤。

鳟鱼

【性味】温，甘。

【归经】胃经。

【功效】和中，止泻。

【适用范围】反胃吐食、脾胃虚寒泄泻。

【注意事项】患疮疡疥癣者慎服。

【热量】99千卡/100克。

【现代研究】含有各种维生素及人体所需的营养元素，且热量较低，脂肪含量中等，蛋白质含量较为全面；能够降低血脂。

七鳃鳗

【性味】温，甘。

【归经】肝、肾经。

【功效】滋补强壮，通经活络，明目。

【适用范围】口眼歪斜、夜盲、角膜干燥。

【注意事项】阴虚火旺者慎食。

【热量】88千卡/100克。

对虾

【性味】温，甘、咸。

【归经】肝、脾、肾经。

【功效】补肾壮阳，通乳抗毒，养血固精。

【适用范围】肾虚阳痿、遗精早泄、乳汁不通、筋骨疼痛、手足抽搐、身体虚弱。

【适宜人群】适宜孕妇、肾虚阳痿、男性不育症、腰脚软弱无力之人食用。

【注意事项】有宿疾者、正值上火的人，患过敏性鼻炎、支气管炎、高血压反复发作、过敏性皮炎的老年人不宜食虾；虾为动风发物，患有皮肤疥癣者忌食。

【热量】93千卡/100克。

【现代研究】对虾体内很重要的一种物质就是虾青素，虾青素是目前发现的最强的一种抗氧化剂，广泛用在化妆品、食品添加，以及药品中。日本大阪大学的科学家发现，虾体内的虾青素有助于消除因时差反应而产生的“时差症”。

河虾

【性味】温，甘。

【归经】肝、肾经。

【功效】补肾壮阳，通乳，托毒。

【适用范围】肾虚阳痿、产妇乳少、麻疹透发不畅、阴疽、恶核、丹毒、臁疮。《食疗本草》中记载：“小儿患赤白游肿，捣碎敷之。”

【注意事项】湿热泻痢、痈肿热痛、疥癞瘙痒者慎服。

【热量】87千卡/100克。

【现代研究】可使淋巴中蛋白浓度升高，凝固性下降，胸导管淋巴流量显著增加，血浆中有磷酸腺苷类出现，而组胺增加不显著。

海螵蛸

【性味】微温；咸。

【归经】肝、脾、肾经。

【功效】收敛止血，涩精止带，制酸止痛，收湿敛疮。

【适用范围】吐血衄血、崩漏便血、遗精滑精、赤白带下、胃痛吞酸；外治损伤出血、湿疹湿疮、溃疡不敛。

【注意事项】阴虚多热者慎服，久服易致便秘。

【热量】29千卡/100克。

【现代研究】海螵蛸还具有骨折修复、抗辐射、调节和促进免疫、抗肿瘤和抗溃疡作用。

海龙

【性味】温，甘、咸。

【归经】肝、肾经。

【功效】补肾壮阳，消肿散结，舒筋活络，止血，催产。

【适用范围】颈淋巴结核、难产、阳痿、不育、哮喘、腰腿痛、跌打损伤、腹痛、痞块、乳腺癌及外伤出血等症。

【注意事项】孕妇及阴虚火旺者忌服。

【现代研究】海龙含胱氨酸、蛋白质、脂肪酸、甾体及多种微量元素。尖海龙还含有胆甾醇、胆甾烯-4-酮-3。现代医学研究认为，海龙对人体功能有兴奋作用，补肾壮阳的功效十分明显，是一种治疗阳痿的良药，其效用往往超过海马。

禾虫

【性味】温，甘。

【归经】脾、胃经。

【功效】渗湿利水，补脾暖胃。

【适用范围】水肿、脾胃虚弱、贫血。

【注意事项】疮疡及喘嗽者忌食。

蝼蛄虾

【性味】温，甘、咸。

【归经】肝经。

【功效】通经下乳。

【适用范围】妇女产后乳汁不足。

蛸蛑

【性味】温，咸、微辛。

【归经】脾、胃经。

【功效】活血化瘀，消食，通乳。

【适用范围】血瘀经闭、产后瘀滞腹痛、消化不良、食积痞满、乳汁不足。

泥蚶

【性味】温，咸。

【归经】脾、胃经。

【功效】补益气血，健脾益胃，散结消痰。

【适用范围】癥瘕痞块、老痰积结、胃痛泛酸。

【注意事项】没有煮熟的泥蚶身上带有传染性肝炎病毒，一旦食之，就有可能使人传上肝炎。所以，千万不要食用半生不熟的泥蚶。

【现代研究】泥蚶还具有抑制肿瘤等功效。

贻贝

【性味】温，甘、咸。

【归经】肝、肾经。

【功效】补肝肾，益精血，消瘿瘤。

【适用范围】虚劳羸瘦、眩晕、盗汗、阳痿、腰痛、吐血、崩漏、带下、瘿瘤。

【适宜人群】贻贝适宜体质虚弱，气血不足，营养不良之中老年人食用。

【注意事项】贻贝不能与寒凉的食材一起吃；吃贻贝不宜喝啤酒，不然会让痛风高发。

【热量】80千卡/100克。

【现代研究】每百克鲜贝肉含蛋白质10.8克，糖2.4克，灰分2.4克，脂肪1.4克，干制贻贝肉蛋白质含量高达59.3%。贻贝还含有多种维生素及人体必需的锰、锌、硒、碘等微量元素。值得一提的是，贻贝的营养价值高还由于它所含的蛋白质有人体需要的缬氨酸、亮氨酸等8种必需氨基酸，其含量大大高于鸡蛋以及鸡、鸭、鱼、虾和肉类中的含量。另据研究，贻贝脂肪中还含有人体所必需的脂肪酸，其饱和脂肪酸的含量，较猪、牛、羊肉和牛奶等食品为低，不饱和脂肪酸的含量相对较高，被誉为海中鸡蛋。

干海参

【性味】温，甘、咸。

【归经】心、脾、肺、肾经。

【功效】提高免疫，延年益寿，消除疲劳。

【适用范围】伤抗炎、护肝、益智健脑、助产催乳、抗癌护心脏、改善骨质疏松、促进生长发育。

【适宜人群】老年人及体质虚弱者。

【注意事项】

（1）儿童一般不宜多吃海参。

（2）有类风湿的人也要少吃或者不吃海参。

（3）在吃一些个别中药时，也要少吃或不吃。

（4）伤风感冒、身体发热者不宜进食。

（5）脾胃有湿、咳嗽痰多、舌苔厚腻者不宜食用。

（6）脾胃虚弱勿食。

（7）感冒及腹泻患者，最好暂时别吃海参。

（8）高尿酸血症患者不宜长期食用海参。

（9）容易对蛋白质过敏的人不宜多吃海参。

【热量】262千卡/100克。

【现代研究】现代科学研究证明，海参营养价值很高，每百克中含蛋白质15克，脂肪1克，碳水化合物0.4克，钙357毫克、磷12毫克，铁2.4毫克，以及维生素B_1、维生素B_2、烟酸等50多种对人体生理活动有益的营养成分，其中蛋白质含量高达55%以上，并含有18种氨基酸、牛磺酸、硫酸软骨素、刺参黏多糖多种成分。其所含的精氨酸是构成男性精细胞的主要成分，又是合成人体胶原蛋白的主要原料，可促进机体细胞的再生和机体受损后的修复，还可以提高人体的免疫功能，延年益寿，消除疲劳。海参因含胆固醇极低，为一种典型的高蛋白、低脂肪、低胆固醇的食物。

江珧柱

【性味】微温，甘、咸。

【归经】肾、脾经。

【功效】滋阴，养血，补肾，调中。

【适用范围】消渴、肾虚尿频、食欲不振。

【注意事项】江珧柱烹调前应用温水浸泡涨发，或用少量清水加黄酒、姜、葱隔水蒸软，然后烹制入肴。江珧柱与香肠不能同食（其含有丰富的胺类物质，香肠含有亚硝酸盐，两种食物同时吃会结合成亚硝胺，对人体有害）。

【热量】50千卡/100克。

【现代研究】江珧柱富含蛋白质、碳水化合物、维生素B_2和钙、磷、铁等多种营养成分。蛋白质含量高达61.8%，高于为鸡肉、牛肉、鲜对虾的含量。矿物质的含量远在鱼翅、燕窝之上。江珧柱含丰富的谷氨酸钠，味道极鲜。与新鲜扇贝相比，腥味大减。据记载，江珧柱还具有抗癌、软化血管、防止动脉硬化等功效。过量食用会影响肠胃的运动消化功能，导致食物积滞，难以消化吸收。江珧柱蛋白质含量高，多食可能会引发皮疹。江珧柱所含的谷氨酸钠是味精的主要成分，可分解为谷氨酸和酪氨酸等，在肠道细菌的作用下，转化为有毒、有害物质，会干扰大脑神经细胞正常代谢，因此一定要适量食用。

二、肉类

鸡肝

【性味】温，甘。

【归经】肝、脾、肾经。

【功效】补肝肾，明目，消疳，杀虫。

【适用范围】肝虚目暗、目翳、夜盲、小儿遗尿、妇人阴蚀。

【注意事项】动物肝脏不宜与维生素C、抗凝血药物、左旋多巴、帕吉林和苯乙肼等药物同食。

【现代研究】鸡肝含有丰富的蛋白质、钙、磷、铁、锌、维生素A、B族维生素。肝中铁质丰富，是补血食品中最常用的食物。动物肝脏中维生素A的含量远远超过奶、蛋、肉、鱼等食品，具有维持正常生长和生殖功能的作用，能保护眼睛，维持正常视力，防止眼睛干涩、疲劳，可维持健康的肤色，对皮肤的健美具有重要意义。

鸡肉

【性味】温，甘。

【归经】脾、胃经。

【功效】温中，益气，补精，填髓。

【适用范围】虚劳羸瘦、病后体虚、食少纳呆、反胃、泻痢、消渴、水肿、崩漏、带下、产后乳少。

【注意事项】

（1）食用时不应饮汤弃肉。

（2）禁忌食用多龄鸡头。

（3）禁忌食用鸡臀尖。

（4）不宜与兔肉同时食用。

（5）不宜与鲤鱼同时食用。鸡肉与鲤鱼：鸡肉甘温，鲤鱼甘平。鸡肉补中助阳，鲤鱼下气利水，性味不反但功能相乖。鱼类皆含丰富蛋白质、微量元素、酶类及各种生物活性物质;鸡肉成分亦极复杂。

（6）鸡肉与李子相克，食则拉痢。

（7）鸡肉与大蒜：大蒜性辛温有毒，主下气消谷，除风、杀毒。而鸡肉甘酸温补，两者功用相佐，且蒜气熏臭，从调味角度讲，也与鸡不合。

（8）鸡肉与芥末：这两种食物如果同食后，会伤元气。因芥末是热性之物，鸡属温补之品，恐助火热，无益于健康。

【现代研究】鸡肉含有维生素C、维生素E等，蛋白质的含量比例较高，种类多，而且消化率高，很容易被人体吸收利用，有增强体力、强壮身体的作用，另外含有对人体生长发育有重要作用的磷脂类物质，是中国人膳食结构中脂肪和磷脂的重要来源之一。

鹿肉

【性味】温，甘。

【归经】脾、肾经。

【功效】益气助阳，养血祛风

【适用范围】虚劳羸弱。

【注意事项】鹿肉不宜与雉鸡、鱼虾、蒲白同食，癌症患者不宜。

【现代研究】鹿肉具有高蛋白、低脂肪、含胆固醇很低等特点，含有多种活性物质，对人体的血液循环系统、神经系统有良好的调节作用。

牛肉

【性味】温，甘。

【归经】脾经。

【功效】补脾胃，益气血，强筋骨。

【适用范围】脾胃虚弱、气血不足、虚劳羸瘦、腰膝酸软、消渴、吐泻、痞积、水肿。

【注意事项】内热盛者禁忌食用。

【现代研究】牛肉含有丰富的蛋白质，氨基酸。能提高机体抗病能力，对生长发育及手术后、病后调养的人在补充失血和修复组织等方面特别适宜。

牛鞭

【性味】温，甘、咸。

【归经】肾经。

【功效】补肾壮阳、散寒止痛。

【适用范围】肾虚阳痿、遗精、宫寒不孕、遗尿、耳鸣、腰膝酸软、疝气。

【注意事项】成年男子最多一天食一根，多则易导致虚火上升，女性也可适量食用。

【现代研究】富含雄激素、蛋白质、脂肪，牛鞭的胶原蛋白含量高达98%，也是女性美容驻颜首选之佳品。

牛肚

【性味】温，甘。

【归经】脾、胃经。

【功效】补虚羸，健脾胃。

【适用范围】病后虚羸、气血不足、消渴、风眩、水肿。

【现代研究】牛肚含蛋白质、脂肪、钙、磷、铁、硫胺素、维生素 B_2、烟酸等。

牛髓

【性味】温，甘。

【归经】肾、心、脾经。

【功效】补肾填髓，润肺，止血，止带。

【适用范围】精血亏虚、虚劳羸瘦、消渴、吐衄、便血、崩漏、带下。

【注意事项】牛骨髓为滋腻之品，易助湿生痰，痰湿之体慎用。

【现代研究】牛髓含有蛋白质、脂肪、维生素 B_1、维生素 B_2、烟酸，其脂肪酸含月桂酸、棕榈酸、硬脂酸、亚油酸等。

羊肉

【性味】热，甘。

【归经】脾、胃、肾经。

【功效】温中暖肾，益气补虚。

【适用范围】脾胃虚寒、食少反胃、虚寒泻痢、腰膝酸软、阳痿、小便频数、寒疝、虚劳羸瘦、产后虚羸少气、缺乳。

【注意事项】外感时邪，有宿热者禁服，孕妇不宜多食。

羊肚

【性味】温，甘。

【归经】脾、胃经。

【功效】健脾胃，补虚损。

【适用范围】脾胃虚弱、纳呆、反胃、虚劳羸瘦、自汗盗汗、消渴、尿频。

【现代研究】羊肚中所含的营养成分有蛋白质、脂肪、碳水化合物、钙、磷、铁、维生素B_1、维生素B_2、烟酸。

羊骨

【性味】温，甘。

【归经】心、大肠、肾经。

【功效】补肾，强筋骨，止血。

【适用范围】虚劳羸瘦、腰膝无力、耳聋、齿摇、膏淋、白浊、久泄、久痢、月经过多、鼻衄、便血。

【注意事项】素有热者不可食。

【现代研究】羊骨中含有磷酸钙、碳酸钙、骨胶原的等成分。可用于血小板减少性紫癜、再生障碍性贫血、筋骨疼痛、腰软乏力、白浊、淋痛、久泻、久痢等病症。

羊肾

【性味】温，甘。

【归经】肾经。

【功效】补肾益精。

【适用范围】肾虚劳损、腰脊冷痛、足膝痿弱、耳鸣、耳聋、消渴、阳痿、滑精、尿频、遗尿。

羊髓

【性味】温，甘。

【归经】肾、肝、肺经。

【功效】益阴填精，润肺泽肤，清热解毒。

【适用范围】虚劳羸弱、骨蒸劳热、肺痿咳嗽、消渴、皮毛憔悴、目赤、痈疽疮疡。

【注意事项】外感病禁服。

羊胎

【性味】温，甘、咸。

【归经】肾经。

【功效】补肾益精，益气养血。

【适用范围】肾虚羸弱、久疟、贫血。

羊心

【性味】温，甘。

【归经】心经。

【功效】解郁，补心。

【适用范围】心气郁结、惊悸不安。

猪肝

【性味】温，甘、苦。

【归经】脾、胃、肝经。

【功效】补肝明目、养血健脾。

【适用范围】肝虚目昏、夜盲、血虚萎黄、脚气浮肿、水肿、久痢、脱肛、带下。

【注意事项】不宜和维生素C同食，吃猪肝时不能服用酶制剂药类。

【现代研究】猪肝含有丰富的铁、磷，它是造血不可缺少的原料，猪肝中富含蛋白质、卵磷脂和微量元素，有利于儿童的智力发育和身体发育。猪肝中含有丰富的维生素A，常吃猪肝，可逐渐消除眼科病症。据近代医学研究发现，猪肝具有多种抗癌物质，如维生素C、硒等，而且肝脏还具有较强的抑癌能力，含有抗疲劳的特殊物质。

三、谷粮类

高粱

【性味】温，甘、涩。

【归经】脾、胃、肺经。

【功效】健脾止泻，化痰安神，和胃消积，温中涩肠。

【适用范围】脾虚湿困、消化不良及湿热下痢、小便不利、霍乱、痰湿咳嗽、失眠多梦。

【适宜人群】适宜小儿消化不良，脾胃气虚、大便溏薄之人食用。

【注意事项】糖尿病患者禁食，大便燥结以及便秘者应少食或不食高粱。

【热量】360千卡/100克。

【现代研究】高粱含有的蛋白质以醇溶性蛋白质为多，色氨酸、赖氨酸等人体必需的氨基酸较少，是一种不完全的蛋白质，人体不易吸收；烟酸含量不如玉米多，但是能为人体所吸收；以高粱为主食的地区很少发生“癞皮病”。

糯米

【性味】温，甘。

【归经】脾、胃、肺经。

【功效】补中益气，健脾养胃，止虚汗。

【适用范围】消渴溲多、自汗、便泄。

【适宜人群】适宜体虚自汗、盗汗、多汗、血虚、头晕眼花、脾虚腹泻、肺结核、神经衰弱、病后产后之人食用。

【注意事项】糯米中磷等矿物质与苹果中的果酸结合、产生不易消化的物质、易导致恶心、呕吐、腹疼。糯米与酒同食容易让人酒醉难醒。

湿热痰火偏盛之人，发热、咳嗽痰黄、黄疸、腹胀之人忌食。脾胃虚弱者不宜多食、老人、儿童、病人等胃肠消化功能障碍者不宜食用。糖尿病、肥胖、高脂血症、肾脏病患者慎食。

【热量】348千卡/100克。

【现代研究】糯米含蛋白质、脂肪、碳水化合物、钙、磷、铁、维生素B_1、维生素B_2、烟酸及淀粉。适用于脾胃虚寒所致的反胃、食欲减少、泄泻和气虚引起的气短无力、妊娠腹坠胀等症；有收涩作用、对尿频、自汗有较好的食疗效果。

籼米

【性味】微温，甘。

【归经】心、脾、胃经。

【功效】温中益气，健脾止泻。

【适用范围】脾胃虚寒泄泻。

【适宜人群】籼米适宜一切体虚之人、高热之人、久病初愈、妇女产后、老年人、婴幼儿等消化力较弱者煮成稀粥调养食用。

【注意事项】籼米不宜与马肉、蜂蜜同食；忌久食精米或经煮捞弃汤的蒸饭；忌加碱煮粥。糖尿病患者不宜多食。

【热量】328千卡/100克。

【现代研究】籼米富含蛋白质、脂肪、维生素B_2、烟酸、各种矿物质以及碳水化合物等成分。籼米是提供B族维生素的主要来源，是预防脚气病、消除口腔炎症的重要食疗资源。它能刺激胃液的分泌，有助于消化，并对脂肪的吸收有促进作用。

黄豆

【性味】温，甘。

【归经】肺、胃、脾、大肠经。

【功效】健脾宽中，润燥消水，清热解毒，益气。

【适用范围】食积泻痢、腹胀食呆、疮痈肿毒、脾虚水肿、外伤出血。

【注意事项】严重肝病、肾病、痛风、消化性溃疡应少食。

【热量】390千卡/100克。

【现代研究】增强机体免疫功能；防止血管硬化；防止肝脏内积存过多脂肪，通便，降糖，降脂；减轻女性更年期综合征症状，美容养颜。

四、蔬果类

阿魏侧耳

【性味】温，辛、苦。

【归经】脾、胃经。

【功效】行气，消积，杀虫。

【热量】39千卡/100克。

【现代研究】蛋白质含量很高，超氧化物歧化酶含量高，能抗衰老、增强免疫力、抑制肿瘤生长。

牛肝菌

【性味】温，微甘。

【功效】祛风除湿，祛风寒，舒筋络。

【适用范围】食少腹胀、腰腿疼痛、手足麻木。

【注意事项】牛肝菌有很多品种，其中魔牛肝菌有毒，会导致呕吐腹泻和痉挛，但煮沸后其毒素会因高温分解。

【热量】26千卡/100克。

【现代研究】富含人体必需氨基酸，能抗流感病毒，防治感冒，增强机体免疫力，改善机体微循环。

松茸

【性味】温，淡。

【归经】肾、胃经。

【功效】舒筋活络，理气化痰，利湿别浊。

【适用范围】腰腿疼痛、手足麻木、筋络不舒、痰多气短、小便淋浊。

【现代研究】提高免疫力，抗肿瘤，治疗糖尿病与心血管疾病，抗衰老，保肝脏。

香芋

【性味】温，辛。

【功效】舒筋络，祛风湿，止痛，消炎散肿。

【适用范围】跌打损伤、骨折、外伤出血、风湿性腰腿痛、类风湿性关节炎、胃痛、胃肠炎、痧症。

【注意事项】生品有毒，味辛麻口，不可服食。对于有痰、敏性体质（荨麻疹、湿疹、哮喘、过敏性鼻炎）者，小儿食滞、胃纳欠佳者，以及糖尿病患者少食。食滞胃痛、肠胃湿热者忌食。孕妇忌用。

【热量】81千卡/100克。

【现代研究】香芋中富含蛋白质、钙、磷、铁、钾、镁、钠、胡萝卜素、烟酸、维生素C、B族维生素、皂角苷等多种成分，所含的矿物质中，氟的含量较高，具有洁齿防龋、保护牙齿的作用。

大葱

【性味】温，辛。

【归经】肺、胃经。

【功效】发表通阳，解毒调味。

【适用范围】风寒感冒、阴寒腹痛、恶寒发热、头痛鼻塞、乳汁不通、二便不利等。

【注意事项】表虚多汗者忌服。

【热量】25千卡/100克。

【现代研究】大葱含有挥发油，油中的主要成分为蒜素，又含有二烯丙基硫醚、草酸钙。另外，还含有脂肪、碳水化合物、胡萝卜素及维生素B、维生素C、烟酸、钙、镁、铁等成分。具有发汗抑菌、预防癌症、增进食欲、舒张血管、降胆固醇等作用。

大蒜

【性味】温，辛。

【归经】脾、胃、肺、大肠经。

【功效】温中行滞，解毒，杀虫。

【适用范围】脘腹冷痛、痢疾、泄泻、肺痨、百日咳、感冒、痈疡肿毒、肠痈、癣疮、蛇虫咬伤、钩虫病、蛲虫病、带下阴痒、疟疾、喉痹、水肿。

【注意事项】阴虚火旺、肝热目疾、口齿喉舌肿痛者及时行病后均禁服生品、慎服熟品。敷脐、作栓剂或灌肠均不宜用于孕妇。外用对局部有强烈的刺激性，能引起灼热、疼痛、发疱。

【热量】128千卡/100克。

【现代研究】抗病原微生物；大蒜素有抗室性心律失常作用；降血脂与抗动脉粥样硬化；降低血黏度，抑制血小板聚集及溶栓；抗肿瘤，抗细胞突变；保肝；对免疫功能有影响。

胡葱

【性味】温，辛。

【归经】肺、胃经。

【功效】温中消谷，下气。

【适用范围】水肿、胀满、肿毒。

【注意事项】久食伤神损性，令人多忘，损目明，尤发痼疾。患狐臭人不可食，令转甚。

【热量】27千卡/100克。

【现代研究】胡葱中所含硫化物具有降血脂的作用。

茴香

【性味】温，辛。

【归经】肝、肾、脾、胃经。

【功效】散寒止痛，理气和胃。

【适用范围】主寒疝腹痛、睾丸偏坠、脘腹冷痛、食少吐泻、胁痛、肾虚腰痛、痛经。

【注意事项】阴虚火旺者禁服。

【热量】27千卡/100克。

【现代研究】茴香脑对小鼠离体肠管有兴奋作用，浓度增高则出现松弛作用；小茴香挥发油对豚鼠气管平滑肌有松弛作用；对于豚鼠实验性结核的治疗，茴香醛可增强小量双氢链霉素的效力。还具有利胆、抗溃疡、促进肝组织再生、性激素样作用等。

韭

【性味】温，辛。

【归经】肾、胃、肺、肝经。

【功效】补肾，温中，散瘀，解毒。

【适用范围】肾虚阳痿、里寒腹痛、胸痹、噎膈、反胃、吐血、衄血、尿血、痢疾、消渴、痔漏、脱肛、跌仆损伤、虫蝎螫伤。

【注意事项】阴虚内热及疮疡、目疾患者均忌食。

【热量】25千卡/100克。

【现代研究】叶含硫化物、苷类和苦味质。具有抗突变、抗滴虫作用。

辣椒

【性味】热，辛。

【归经】心、脾经。

【功效】温中散寒，开胃消食。

【适用范围】胃寒气滞、脘腹胀痛、呕吐、泻痢、冻疮、风湿痛。

【注意事项】可诱发胆囊炎、痔疮、咽炎、气管炎等疾病。热证及阴虚患者慎食。

【热量】36千卡/100克。

辣根

【性味】温，辛。

【归经】胃、胆、膀胱经。

【功效】消食和中，利胆，利尿。

【适用范围】消化不良、小便不利、关节炎。

【热量】49千卡/100克。

罗勒

【性味】温，辛、甘。

【归经】肺、脾、胃、大肠经。

【功效】发汗解表，祛风利湿，散瘀止痛。

【适用范围】风寒感冒、头痛、胃腹胀满、消化不良、胃痛、肠炎腹泻、跌打肿痛、风湿关节痛；外用治蛇咬伤、湿疹、皮炎。

【注意事项】气虚血燥者慎服。

【热量】26千卡/100克。

【现代研究】罗勒叶水提取物、甲醇提取物、水/甲醇提取物、黄酮苷类化合物对阿司匹林诱导的溃疡大鼠有显著降低其溃疡指数的作用。罗勒水粗提取物有抗补体活性。

南瓜

【性味】温，甘、淡。

【归经】脾、胃经。

【功效】补中益气，消炎止痛，解毒杀虫，解鸦片毒。

【适用范围】烫伤、肺痈、驱蛔。

【热量】23千卡/100克。

青椒

【性味】温，辛。

【归经】心、脾经。

【功效】温中散寒，开胃消食。

【适用范围】脾胃虚寒、呕吐、泻痢、冻疮感冒。

【热量】22千卡/100克。

黎豆

【性味】温，甘、微苦。

【归经】肺、肾经。

【功效】温中益气。

【适用范围】腰脊酸痛。

刀豆

【性味】温，甘。

【归经】胃、肾经。

【功效】温中下气，益肾。

【适用范围】虚寒呃逆、呕吐、腹胀、久泻久痢、肾虚腰痛、百日咳、乳房胀痛。

【适宜人群】尤适于肾虚腰痛、气滞呃逆、风湿腰痛、小儿疝气等症患者食用。

【注意事项】刀豆一定要煮熟煮透后才能食用，否则存在中毒的危险。

【热量】40千卡/100克。

【现代研究】刀豆球蛋白在体外有直接抗肿瘤作用；在体内能促进淋巴细胞转化，也可抗肿瘤。刀豆毒素具有脂氧酶激活作用。

四季豆

【性味】微温，甘、淡。

【归经】脾、胃经。

【功效】调和脏腑，安养精神，益气健脾，消暑化湿和利水消肿。

【适用范围】脾虚兼湿、食少便溏、湿浊下注、妇女带下过多等证，还可用于暑湿伤中、吐泻转筋。

【适宜人群】妇女多白带者，皮肤瘙痒、癌症、急性肠胃炎、食欲不振者。

【注意事项】腹胀者不宜食用。

【热量】31千卡/100克。

【现代研究】四季豆富含蛋白质和多种氨基酸，常食可健脾胃，有消暑、清口的作用。

莳萝

【性味】温，辛。

【归经】肝、肾、脾、胃经。

【适用范围】小儿气胀、霍乱呕逆、腹冷食不下、两肋痞满。

【现代研究】无毒；种子成分有抗真菌作用。

【热量】43千卡/100克。

蒜苗

【性味】温，辛。

【归经】脾、肺、胃经。

【功效】醒脾气，消谷食，行滞气，暖脾胃，消病积，解毒，杀虫。

【适用范围】胃肠冷痛、水肿胀、腹泻、疟疾、百日咳、肿瘤毒、头癣疮、蛇虫咬伤。

【注意事项】不可过量食用，否则可能造成肝功能障碍，还会影响视力；消化功能不佳者和眼病火旺、阴虚患者应少食或不食。不宜烹制得过烂，以免辣素被破坏，杀菌作用降低。

【热量】37千卡/100克。

【现代研究】

（1）抗菌作用：蒜苗中所含有的大蒜素能抑制金黄色葡萄球菌、链球菌、痢疾志贺菌等细菌的繁殖。

（2）通便：大蒜苗外皮含有丰富的纤维素，能刺激大肠排便，治疗便秘，可以预防痔疮的发生，降低痔疮复发的次数并对轻度痔疮有一定的治疗效果。

（3）防止血栓：蒜苗中含有丰富的维生素C。维生素C具有明显的降血脂和防止冠状动脉硬化的作用，并可防止血栓的形成。

（4）保护肝脏：蒜苗富含维生素，能保护肝细胞和防止毒素对肝脏细胞的损害。

（5）抗癌肿：蒜苗的一些成分可以阻止亚硝胺的合成，降低癌症发生率，可以延缓和抑制癌细胞的成长、扩散。

蒜薹

【性味】温，辛。

【归经】脾、胃、肺经。

【功效】醒脾气，消谷食，行滞气，暖脾胃，消癥积，解毒，杀虫。

【适用范围】饮食积滞、脘腹冷痛、水肿胀满、泄泻、痢疾、疟疾、百日咳、痈疽肿毒、白秃癣疮、蛇虫咬伤。

【注意事项】不宜烹制的过烂，以免辣素被破坏，杀菌作用降低。消化能力不佳的人最好少食蒜薹；过量食用蒜薹可能会影响视力；蒜薹有保护肝脏的作用，但过多食用反而损害肝脏，可能造成肝功能障碍，使肝病加重。阴虚火旺者慎食，蒜薹与地黄、何首乌、蜂蜜和大葱都不宜同食。

【热量】66千卡/100克。

薤白

【性味】温，辛、苦。

【归经】肺、心、大肠、胃经。

【功效】理气、宽胸、通阳、散结。

【适用范围】胸痹心痛彻背、脘腹痞痛不舒、泻痢后重、疮疖。

【热量】20千卡/100克。

【现代研究】曾有报道紫色薤菜中含胰岛素样成分，可用于糖尿病。

细香葱

【性味】温，辛。

【归经】肺、胃经。

【功效】发表散寒，祛风胜湿，解毒消肿。

【适用范围】风寒感冒头痛。外敷寒湿、红肿、痛风、疮疡。

【注意事项】食用量过大会对人类的口腔和胃肠产生过分的刺激，脾胃虚弱者过量食用大葱容易出现胃疼以及胃酸等不适症状。

【热量】23千卡/100克。

香椿

【性味】温，苦、涩。

【归经】肝、肾、胃经。

【功效】祛风利湿，止血止痛。

【适用范围】痢疾、肠炎、泌尿道感染、便血、血崩、白带、风湿腰腿痛。

【注意事项】阴虚火旺者慎食。

【热量】50千卡/100克。

芥菜

【性味】温，甘、辛。

【归经】肺、胃、肾经。

【功效】清热解烦，通利肠胃。

【适用范围】便秘、热咳。

【注意事项】性味寒凉，伤脾胃，脾胃虚寒者慎食。

【热量】23千卡/100克。

【现代研究】

（1）降低血脂：芥菜为低脂肪蔬菜且含有膳食纤维，能与胆酸盐和食物中的胆固醇及甘油三酯结合，从而减少脂类的吸收，故可用来降血脂。

（2）宽肠通便：芥菜中含有大量的植物纤维素，能促进肠道蠕动，治疗多种便秘，预防肠道肿瘤。

（3）解毒消肿：芥菜中所含的植物激素能增加酶的形成，对进入人体内的致癌物质有吸附排斥作用，故有防癌功能。

（4）能促进血液循环，增强肝脏的排毒机制，对皮肤疮疖、乳痈有治疗作用。

芜菁

【性味】温，辛、甘、苦。

【归经】心、肺、脾、胃经。

【功效】消食下气，解毒消肿。

【适用范围】宿食不化、心腹冷痛、咳嗽、疔毒痈肿。

【注意事项】《千金方》："不可多食，令人气胀。"

【现代研究】抗菌、抗寄生虫，抑制甲状腺素合成，抗畸形，延缓衰老。

洋葱

【性味】温，辛、甘。

【归经】肝经。

【功效】健胃理气，杀虫，降脂。

【适用范围】食少腹胀、创伤、溃疡、滴虫性阴道炎、高脂血症。

【注意事项】阴虚火旺者慎食。

【现代研究】能抑制高脂肪饮食引起的血浆胆固醇升高，并使纤维蛋白溶解活性下降，故可用于动脉硬化症。动物实验证明，洋葱对胃肠道能提高张力、增加分泌，可试用于肠无力症及非痢疾性肠炎。洋葱提取物有杀菌作用，妇科中可用于治疗滴虫性阴道炎。外用有温和的刺激作用。对四氧嘧啶及肾上腺素性高血糖具有抗糖尿病作用。洋葱提取物对离体子宫有收缩作用。可用于维生素缺乏症，特别是维生素C缺乏时。

芫荽

【性味】温，辛。

【归经】肺、胃经。

【功效】发表透疹、健胃。

【适用范围】麻疹初期不易透发、食滞胃痛、痞闷。

【注意事项】阴虚火旺者慎食。

【现代研究】芫荽中含有脂肪醛、香豆素、挥发油、氨基酸、维生素等成分，具有降血糖、抗氧化、抗焦虑、利尿、降低胆固醇等药理作用。

榛蘑

【性味】温，甘。

【功效】祛风活络，强壮筋骨。

【热量】157千卡/100克。

【现代研究】防止皮肤干燥，抵抗某些呼吸道疾病。

覆盆子

【性味】微温，甘、酸。

【归经】肝、肾、膀胱经。

【功效】补肝益肾、固精缩尿、明目。

【适用范围】阳痿早泄、遗精滑精、宫冷不孕、带下清稀、尿频遗溺、目视昏暗、须发早白。

【热量】52千卡/100克。

【备注】《本草正义》评价这味药：滋养肾阴者，必非温药。阴虚体质的人宜食用。

佛手

【性味】温，辛、酸、苦。

【归经】肝、脾、胃、肺经。

【功效】疏肝理气，和胃止痛，燥湿化痰。

【适用范围】肝胃气滞、胸胁胀痛、胃脘痞满、食少呕吐、咳嗽痰多。

【热量】18千卡/100克。

黑老虎

【性味】温，辛、微苦。

【功效】行气止痛，祛风活络，散瘀消肿。

【适用范围】胃、十二指肠溃疡，慢性胃炎，急性胃肠炎，风湿性关节炎，跌打肿痛，痛经，产后瘀血腹痛。

黄皮果

【性味】温，甘、酸。

【归经】肺、胃经。

【功效】除积止痛，理气化痰。

【适用范围】食积不化、胸膈满痛、痰饮咳喘。

【热量】39千卡/100克。

金橘

【性味】温，辛、甘、酸。

【归经】肺经。

【功效】宽中化痰下气。

【适用范围】咽喉肿痛、咳嗽咯痰、胸闷腹胀、醒酒、乳腺增生、肾病、糖尿病。

【热量】58千卡/100克。

榴莲

【性味】热，辛、甘。

【归经】肝、肺、肾经。

【功效】滋阴强壮，疏风清热，利胆退黄，杀虫，活血驱寒等。

【热量】150千卡/100克。

【现代研究】可以在遵医嘱的情况下，当有精血亏虚、须发早白、衰老、黄疸、疥癣、皮肤瘙痒等疾病时适当食用。此外还可用于滋阴壮阳，增强免疫力，开胃促食欲，通便秘。

荔枝

【性味】温，甘、酸。

【归经】肝、脾经。

【功效】益气补血。

【适用范围】病后体弱、脾虚久泻、血崩。

【注意事项】不宜多食，若连续、大量地食用鲜荔枝会产生头晕、心慌、脸色苍白、饥饿感、出冷汗、恶心、手足无力等症，严重者还可出现眩晕、抽搐、呼吸不规则，甚至突然昏迷、脉搏细弱等类近低血糖症状，医学上称为荔枝急性中毒（即荔枝病）。若出现上述症状时，可让患者平卧休息，轻者立即冲服浓糖水一杯，重者应马上送医院救治。

【热量】71千卡/100克。

龙眼

【性味】温，甘。

【归经】心、胃、脾经。

【功效】补益心脾，养血安神。

【适用范围】气血不足、心悸怔忡、健忘失眠、血虚萎黄。

【热量】71千卡/100克。

刺玫果

【性味】温，酸、苦。

【归经】肝、脾、胃、膀胱经。

【功效】健脾消食，理气活血。

【适用范围】消化不良、脘腹胀痛、腹泻、月经不调、痛经。

【现代研究】具有延缓衰老、提高免疫系统功能、抗癌作用、心血管系统保护作用、保肝作用、耐劳、耐缺氧等作用。

山楂

【性味】微温，酸、甘。

【归经】脾、胃、肝经。

【功效】消食健胃，行气散瘀，化浊降脂。

【适用范围】肉食积滞、胃脘胀满、泻痢腹痛、瘀血经闭、产后瘀阻、心腹刺痛、胸痹心痛、疝气疼痛、高脂血症。

【适宜人群】消化不良者、心血管疾病患者、癌症患者、肠炎患者适宜食用。

【注意事项】孕妇、儿童、胃酸分泌过多者、病后体虚及患牙病者不宜食用。

【热量】59千卡/100克。

【现代研究】山楂果实有增加胃液消化酶、帮助消化及降血脂作用；山楂可抗心律失常，抑制血小板聚集；其煎剂在体外对痢疾志贺菌、大肠埃希菌及铜绿假单胞菌有抑制作用。

沙棘

【性味】温，酸、涩。

【归经】脾、胃、肺、心经。

【功效】祛痰止咳，消食化滞，活血散瘀。

【热量】120千卡/100克。

【现代研究】有降脂、止咳祛痰作用；能调整消化功能，促进溃疡愈合；能增强免疫功能；抗肿瘤；改善心血管系统功能；促进造血功能；降低全血黏度；抑制血小板聚集；降低血清总胆固醇，升高血清高密度脂蛋白胆固醇和肝脏总胆固醇；抑制试验性血栓的形成；保肝；抗胃溃疡；抗氧化；抗炎；增加网状内皮系统的吞噬功能；抗过敏。

酸石榴

【性味】温，甘、酸、涩。

【功效】生津止渴，收敛固涩，止泻止血。

【适用范围】口干舌燥、腹泻、扁桃体发炎。

【热量】72千卡/100克。

【现代研究】

（1）抗菌：石榴皮中含有多种生物碱，抑菌试验证实，石榴的醇浸出物及果皮水煎剂具有广谱抗菌作用，其对金黄色葡萄球菌、溶血性链球菌、霍乱弧菌、痢疾志贺菌等有明显的抑制作用。其中对痢疾志贺菌作用最强。石榴皮水浸剂在试管内对各种皮肤真菌也有不同程度的抑制作用。石榴皮煎剂还能抑制流感病毒。

（2）收敛、涩肠：石榴味酸，含有生物碱、熊果酸等，有明显的收敛作用，能够涩肠止血，加之其具有良好的抑菌作用，所以是治疗痢疾、泄泻、便血及遗精、脱肛等病症的良品。

（3）驱虫杀虫：石榴皮以及石榴树根皮均含有石榴皮碱，对人体的寄生虫有麻醉作用，是驱虫杀虫的要药，尤其对绦虫的杀灭作用更强，可用于治疗虫积腹痛、疥癣等。

（4）止血、明目：石榴花性味酸涩而平，若晒干研末则具有良好的止血作用，亦能止赤白带下。石榴花泡水洗眼有明目效能。

桃子

【性味】温，甘、酸。

【归经】肺、大肠经。

【功效】养阴，生津，润燥，活血。

【适用范围】口渴、便秘、痛经、虚劳喘咳、疝气疼痛、遗精、自汗、盗汗、低血糖、低血钾、缺铁性贫血、肺病、肝病。

【注意事项】有内热生疮、毛囊炎、痈疖和面部痤疮者忌食；糖尿病患者忌食；桃子忌与甲鱼同食；烂桃切不可食，否则有损健康。

【热量】42千卡/100克。

香橼

【性味】温，辛、酸、苦。

【归经】肝、脾、肺经。

【功效】疏肝理气，宽中化痰。

【适用范围】肝胃气滞、胸胁胀痛、脘腹痞满、呕吐嗳气、痰多咳嗽。

【热量】253千卡/100克。

核桃

【性味】温，甘、涩。

【归经】肺、肾、肝经。

【功效】补肾固精强腰，温肺定喘，润肠通便。

【适用范围】肾虚腰痛、脚软、虚寒喘咳、大便燥结。

【注意事项】阴虚火旺及大便溏泻者、肺有痰火及内有积热者应少食。

【热量】627千卡/100克。

【现代研究】能增强记忆力，提高免疫力，抗疲劳，抗氧化，降血脂，降血糖，预防癌症，促进骨的形成。

杏

【性味】温，甘、酸。

【归经】心、肺经。

【功效】润肺定喘，生津止渴。

【适用范围】肺燥咳嗽、津伤口渴。

【注意事项】实热体质的人多食杏容易发热，会加重口干舌燥、便秘等上火症状。

【热量】36千卡/100克。

醋栗

【性味】温，辛。

【功效】祛风清热。

【适用范围】感冒发热、咳嗽。

【热量】46千卡/100克。

樱桃

【性味】温，甘。

【归经】脾、胃、肾经。

【功效】补脾益肾。

【适用范围】脾虚泄泻、肾虚遗精、腰腿疼痛、四肢不仁、瘫痪。

【注意事项】儿童或体热的人不可吃大量樱桃，易损肺；对胃刺激较强，易引发腹泻；易患高钾血症；易中毒；肾病患者应禁忌。正常食用12颗左右即可。

【热量】46千卡/100克。

【现代研究】樱桃中含有大量花色苷。研究显示，食用樱桃有助于控制和防止感染，也有助于控制因炎症引起的疼痛。

大枣

【性味】温，甘。

【归经】脾、胃经。

【功效】补益脾胃，滋养阴血，养心安神。

【适用范围】脾胃虚弱、气血不足、食少便溏、倦怠乏力、心悸失眠、妇人脏躁、营卫不和。

【热量】125千卡/100克。

槟榔

【性味】温，苦、辛。

【归经】胃、大肠经。

【功效】杀虫，破积，降气行滞，行水化湿。

【适用范围】虫积、食滞、脘腹胀痛、泻痢后重、水肿、疟疾、痰癖。

【热量】49千卡/100克。

【现代研究】槟榔是重要的中药材，在南方一些地方将其果实作为一种咀嚼嗜好品，但其为世界卫生组织国际癌症研究机构致癌物清单中的1类致癌物。原因如下。

（1）对牙齿本身不好：长期嚼槟榔对牙齿磨耗严重，导致牙齿变红变黑，甚至提前掉牙。

（2）对牙周不好：槟榔汁跟石灰混在一起容易形成牙结石，不仅影响美观，而且影响牙周健康。槟榔纤维粗硬，还可能会刺伤牙龈或堵塞牙缝，造成牙龈的压迫而发炎。

（3）对口腔黏膜不好：轻则可能引起黏膜病变，重则演变为口腔癌。

（4）对颞下颌关节不好：长期咀嚼会加大颞下颌关节负担，引起关节弹响、疼痛等症状。严重时还可导致关节盘穿孔。

（5）对消化系统的影响：槟榔部分成分会损害味觉神经与唾液分泌，影响消化功能。此外、槟榔渣也刺激胃壁，严重者可导致胃黏膜发炎甚至穿孔。

栗

【性味】温，甘。

【归经】肾、脾经。

【功效】养胃健脾，补肾强筋，活血止血。

【适用范围】脾胃虚弱、反胃、泄泻、体虚腰酸腿软、吐血、衄血、便血、金疮、折伤肿痛、瘰疬肿毒。

【注意事项】多食可产生气滞，故不可多食用。

【热量】214千卡/100克。

【现代研究】栗还具有以下功效：抗衰老，治口腔溃疡，开胃健脾滋补，维持血糖稳定，降低血清总胆固醇和低密度脂蛋白含量；预防孕初期胎儿神经管畸形；对肾虚有良好疗效，故称为“肾之果”。

苦杏仁

【性味】温，苦。

【归经】肺、大肠经。

【功效】降气止咳平喘，润肠通便。

【适用范围】咳嗽气喘、胸满痰多、肠燥便秘。

【注意事项】苦杏仁内服不宜过量，以免中毒；阴虚咳喘不宜用，大便溏泄或婴儿应慎用；苦杏仁不宜空腹服用；未经加工的苦杏仁毒性较高。

【热量】591千卡/100克。

【现代研究】苦杏仁还具有以下功效：镇咳、平喘；抗炎；增强免疫力；镇痛；抗肿瘤。

无名子（开心果）

【性味】温，辛、涩。

【功效】温肾暖脾，补益虚损，调中顺气，润肠通便。

【适用范围】腰冷、肝肾不足、神经衰弱、浮肿、贫血、营养不良、慢性泻痢。

【注意事项】高脂血症与肥胖者不宜多食。尽量少吃椒盐开心果或油炸开心果。

【热量】641千卡/100克。

【现代研究】开心果还具有以下功效：抑制胆固醇吸收；有助稳定血糖；对心脑血管疾病、老年性视网膜病变、衰老等具有医疗保健功效。

松子仁

【性味】温，甘。

【归经】肺、大肠经。

【功效】润燥，养血，祛风。

【适用范围】肺燥干咳、大便虚秘、皮肤燥涩、毛发不荣、诸风头眩、骨节风痹。

【注意事项】便溏、滑精及湿痰者慎服；存放时间长的松子仁会产生“油哈喇”味，不宜食用。

【热量】619千卡/100克。

【现代研究】松子仁还具有以下功效：降血脂，预防心血管病；体外排石作用；健身心，滋润皮肤，延年益寿；增强记忆力，是脑力劳动者的健脑佳品，对阿尔茨海默病也有很好的预防作用。

五、饮品类

羊乳

【性味】温，甘。

【归经】心、肺经。

【功效】补虚，润燥，和胃，解毒。

【适用范围】虚劳羸瘦、消渴、心痛、反胃、口疮。

【注意事项】急性肾炎和肾功能衰竭患者不适于喝羊奶，以免加重肾脏负担。慢性肠炎患者不宜喝羊奶，避免生胀气，影响伤口愈合。腹部手术患者一两年内不宜喝羊奶。内热重者慎食。

【热量】59千卡/100克。

【现代研究】羊奶被称为“奶中之王”，羊奶的脂肪颗粒体积为牛奶的1/3，更利于人体吸收，并且长期饮用羊奶不会引起发胖。羊奶中的维生素及微量元素明显高于牛奶。

骆驼奶

【性味】温，甘，无毒。

【功效】补中益气，强筋壮骨。

【适用范围】用于脾胃气虚所致之中虚便溏、食少、运化不良、筋骨痿软无力

【注意事项】适量、烧热饮用；内热重者慎用。

【热量】150千卡/100克。

白酒

【性味】温，辛。

【归经】肺经。

【功效】温通血脉，御寒气，行药势。

【适用范围】寒凝血瘀、寒湿疼痛等，临证可见手足麻木、筋骨不利、胸痹心痛。

【注意事项】适量饮酒。

【热量】250~300千卡/100毫升。

【现代研究】适量饮酒可促进血液循环，提高血液中高密度脂蛋白含量。适量饮酒相较不饮酒或酗酒，可使得高血压和冠心病风险平均减少35%。

六、油料类

牛脂（炼）

【性味】温，甘。

【归经】肺、胃、肾经。

【功效】润燥止渴，止血，解毒。

【适用范围】消渴、黄疸、七窍出血、疮疡疥癣。

【注意事项】多食发痼疾。

【热量】835千卡/100克。

【现代研究】牛油的脂肪酸组成相当复杂，受饲料、牛品种及加工时所取部位不同的影响，牛油的质量也有所差异。牛油是维生素A的丰富来源而且容易吸收。富含微量元素，所含的硒比大蒜还多。牛油含有酪酸、月桂酸、共轭亚油酸，具有抗细菌和抗真菌的作用，还具有防癌作用以及抵御肠胃感染的作用。

羊脂（炼）

【性味】温，甘。

【归经】心、脾、肾经。

【功效】补虚，润燥，祛风，解毒。

【适用范围】虚劳羸瘦、久痢、口干便秘、肌肤皲裂、痿痹、赤丹肿毒、疥癣疮疡、烧烫伤、冻伤。

【热量】824千卡/100克。

【现代研究】羊脂含饱和脂肪酸，主要是棕榈酸及硬脂酸，也含少量的肉豆蔻酸；不饱和脂肪酸主要是油酸，也含少量的亚油酸。

椰子油

【性味】微温，辛。

【归经】肺、脾经。

【功效】抗细菌、病毒，调节血脂，降血黏度，护肤护发。

【适用范围】真菌感染、心脑血管病。

【热量】898千卡/100克。

【现代研究】椰子油由特殊的脂肪酸组成，饱和脂肪酸占90%以上，且所含的饱和酸以低、中碳链为主。其中月桂酸和豆蔻酸含量在60%以上，为其他油脂所罕见。

七、调料类

红糖

【性味】温，甘。

【归经】肝、胃、脾经。

【功效】润心肺，和中助脾，缓肝气，解酒毒，补血，破瘀。

【适用范围】心腹热胀、口干欲饮、咽喉肿痛、肺热咳嗽、心肺及大小肠热、酒毒。

【注意事项】阴虚内热者、消化不良者和糖尿病患者不宜食用红糖；便秘、口舌生疮的老人，为了防止上火，可改吃冰糖。另外，在服药时，也不宜用红糖水送服。

【热量】372千卡/100克。

【现代研究】

（1）红糖中所含有的葡萄糖、果糖等多种单糖和多糖类能量物质，可加速皮肤细胞的代谢，为细胞提供能量。

（2）红糖中含有的叶酸、微量物质等可加速血液循环，增加血容量的成分，刺激机体的造血功能，扩充血容量，提高局部皮肤的营养、氧气、水分供应。

（3）红糖中含有的部分维生素和电解质成分，可通过调节组织间某些物质浓度的高低，平衡细胞内环境的水液代谢，排除细胞代谢产物，保持细胞内、外环境的清洁。

（4）红糖中含有的多种维生素和抗氧化物质，能抵抗自由基，重建和保护细胞基础结构，维护细胞的正常功能和新陈代谢。

（5）红糖中含有的氨基酸、纤维素等物质，可以有效保护和恢复表皮、真皮的纤维结构和锁水能力，强化皮肤组织结构和皮肤弹性，同时补充皮肤营养，促进细胞再生。

（6）红糖中含有的某些天然酸类和色素调节物质，可有效调节各种色素代谢过程，平衡皮肤内色素分泌数量和色素分布情况，减少局部色素的异常堆积。

饴糖

【性味】温，甘。

【归经】脾、胃、肺经。

【功效】补脾益气，缓急止痛，润肺止咳。

【适用范围】脾胃气虚、中焦虚寒、肺虚久咳、气短气喘。

【注意事项】对于消化能力差，而且体内有湿热，体胖多病的人群来说，食用饴糖之后会加重状况。饴糖是会降低身体的代谢过程，增加脂肪的堆积，提高患糖尿病的概率，尤其不适合糖尿病患者食用。

【热量】311 千卡/100 克。

【现代研究】维持肠道健康，预防高血压和高脂血症，保护肝脏。

醋

【性味】温，酸、苦。

【归经】肝、胃。

【功效】活血散瘀，开胃，消食化积，杀菌解毒，利尿。

【适用范围】慢性萎缩性胃炎、胃酸缺乏、流感、流脑、白喉、麻疹、风疹、鱼蟹过敏者以及醉酒。

【注意事项】脾胃湿盛、痿痹、筋脉拘挛、胃酸过多、泛吐酸水、支气管哮喘、严重胃及十二指肠溃疡者不宜食用。

紫苏叶

【性味】温，辛。

【归经】肺、脾、胃经。

【功效】散寒解表，宣肺化痰，行气和中，安胎，解鱼蟹毒。

【适用范围】风寒表证、咳嗽痰多、腹胀满、恶心呕吐、腹痛吐泻、胎气不和、妊娠恶阻、食鱼蟹中毒。

【注意事项】温病及气弱表虚者忌服。

【热量】51 千卡/100 克。

【现代研究】

（1）解热作用。

（2）抗菌作用。

（3）对血糖的影响：紫苏油可使血糖上升；紫苏油中的主要成分紫苏醛做成肟后，口服的升血糖作用较紫苏油更强。

白胡椒

【性味】热，辛。

【归经】胃、大肠经。

【功效】温中散寒，下气，消痰。

【适用范围】脘腹冷痛、寒痰食积、呕吐、泄泻、冷痢。

【注意事项】具有消化道溃疡、咳嗽咯血、痔疮、咽喉炎症、眼疾等阴虚火旺症状者应慎食。

【现代研究】咀嚼本品可使血压暂时升高；小量内服可增进食欲，大量可刺激胃黏膜，引起充血性炎症；胡椒碱有镇静、抗实验性惊厥、抗炎作用，其衍生物用于抗癫痫。

荜茇

【性味】热，辛。

【归经】胃、大肠经。

【功效】温中散寒，下气止痛。

【适用范围】脘腹冷痛、呕吐吞酸、痰饮恶心、肠鸣腹泻、气痢、疝痛、月经不调。

【现代研究】荜茇具有治疗冠心病心绞痛的功效。荜茇挥发油在体外对葡萄球菌、大肠及痢疾志贺菌有抑制作用；挥发油中的部分成分能降血脂。

百里香

【性味】微温，辛。

【功效】祛风解表，行气止痛，止咳。

【适用范围】感冒、咳嗽、头痛、牙痛、消化不良、急性胃肠炎、高血压。

【现代研究】百里香中碳水化合物、蛋白质、维生素C、硒、铁、钙、锌含量均高于普通蔬菜，尤其是百里香中含有大量的单萜等挥发性成分，对人体具有极高的营养价值，其次还能驱腥增香。

白芷

【性味】温，辛。

【归经】肺、大肠、胃经。

【功效】祛风，燥湿，止痛，排脓，生肌。

【适用范围】感冒风寒、头痛鼻塞、牙痛、眉棱骨痛、鼻渊、肠风痔漏、赤白带下。

【热量】324千卡/100克。

【现代研究】白当归素对冠状血管有明显的扩张作用；小量白芷毒素对动物中枢神经系统有兴奋作用，大量可致惊厥，继以麻痹。

八角

【性味】温，辛。

【归经】胃、大肠经。

【功效】温中，理气止痛。

【适用范围】胃寒呕吐、食欲减退、脘腹胀痛、寒疝、睾丸偏坠、肾虚腰痛。

【适宜人群】痉挛疼痛者、白细胞减少症患者。

【注意事项】多食八角可能会伤目，长疮；不适宜阴虚火旺者食用。

【热量】281千卡/100克。

白豆蔻

【性味】温，辛。

【归经】肺、脾、胃经。

【功效】化湿，行气，暖胃，消滞，解酒。

【适用范围】湿阻气滞、胸闷腹胀、脘腹冷痛、宿食不消、嗳气、呃逆、呕吐、反胃。

【热量】193千卡/100克。

【现代研究】酊剂有良好的芳香健胃作用。

陈皮

【性味】温，辛、苦。

【归经】脾、肺经。

【功效】理气，健脾，燥湿，化痰。

【适用范围】脾胃气滞、脘腹胀满、消化不良、呕吐、呃逆、湿痰壅滞、咳嗽痰多。

【热量】319千卡/100克。

【现代研究】陈皮挥发油对胃肠有温和的刺激作用，促进消化液分泌，排除肠内积气；橙皮苷有抗炎、抗胃溃疡形成及利胆作用；维生素B_1含量较多。

草果

【性味】温，辛。

【归经】脾、胃经。

【功效】燥湿温中，消食化积，祛痰截疟。

【适用范围】脘腹胀痛、痰饮痞满、反胃呕吐、肠鸣泄泻、下痢赤白、食积、疟疾。

【注意事项】气血虚少及素体阴虚者慎用。

【现代研究】草果水煎剂有调节胃肠功能、镇痛作用，挥发油有抗病原微生物等作用。

草豆蔻

【性味】温，辛。

【归经】脾、胃经。

【功效】燥湿健脾，温胃止呕。

【适用范围】寒湿内阻、脘腹胀满冷痛、嗳气呕逆、不思饮食。

【现代研究】草豆蔻含挥发油，油中主成分为桉叶素、葎草烯、金合欢醇等；草豆蔻水浸出物能增加胃蛋白酶活性。

丁香

【性味】温，辛。

【归经】脾、胃、肺、肾经。

【功效】温胃散寒，止吐，开胃。

【适用范围】寒性胃痛、反胃呃逆、呕吐、口臭、腹部冷痛、脾虚泄泻、慢性消化不良、肾虚。

【注意事项】热性病及阴虚内热者应禁食。

【现代研究】丁香含挥发油即丁香油。油中主要含有丁香油酚（含量72%~90%）、乙酰丁香油酚、β-石竹烯，以及甲基正戊基酮、水杨酸甲酯、葎草烯、苯甲醛、苄醇、间甲氧基苯甲醛、乙酸苄酯、胡椒酚、α-依兰烯等。

当归

【性味】温，甘、辛。

【归经】心、肝、脾经。

【功效】补血活血，调经止痛，润燥滑肠。

【适用范围】血虚萎黄、眩晕心悸；月经不调、经闭痛经；虚寒腹痛、风湿痹痛、跌打损伤、痈疽疮疡；肠燥便秘。

【注意事项】湿盛中满、大便溏泄者慎用。

【热量】310千卡/100克。

【现代研究】有改善冠脉循环、抗血栓、刺激骨髓造血、增强免疫、抗肿瘤、抗辐射、平喘等作用。

桂皮

【性味】热，甘、辛。

【归经】脾、胃、肝、肾经。

【功效】温中散寒，补火助阳，健胃暖脾，通利血脉，活血化瘀，镇静止痛，舒筋止泻，抗菌消炎等。

【适用范围】腰膝冷痛、阳虚怕冷、四肢发凉、胃寒冷痛、食欲不振、呕吐清水、腹部隐痛、肠鸣泄泻、妇女产后腹痛、月经期间小腹冷痛和闭经。

【注意事项】内火偏盛、阴虚火旺、舌红无苔、干燥综合征、更年期综合征、大便燥结、痔疮、出血性疾病者以及孕妇应禁食。

【现代研究】桂皮含有桂皮油、桂皮醛及少量乙酸桂皮酯、乙酸苯丙酯、苯丙烯酸类化合物。在遵医嘱的情况下，慢性溃疡、风湿性关节炎、心动过缓、脉象沉迟、血栓闭塞性脉管炎、雷诺病、肾虚、遗尿等疾病可以适量食用。

桂枝

【性味】温，辛、甘。

【归经】肺、心、膀胱经。

【功效】发汗解肌，温经通阳，平冲降逆。

【适用范围】风寒感冒、风湿痹痛、痛经、脘腹冷痛、闭经、痰饮咳喘、胸痹心悸、奔豚、水肿、小便不利。

【注意事项】各种出血患者及孕妇忌服桂枝。

干辣椒

【性味】热，辛。

【归经】脾、胃经。

【功效】温中散寒，下气消食。

【适用范围】胃寒气滞、脘腹胀痛、呕吐、泻痢、风湿痛、冻疮。

【注意事项】阴虚火旺及患咳嗽、目疾者忌服。

【热量】38千卡/100克。

高良姜

【功效】热、辛。

【归经】脾、胃经。

【功效】散寒止痛，温中止呕。

【适用范围】胃寒冷痛、胃寒呕吐。

【热量】25千卡/100克。

【现代研究】本品水提取物具有镇痛抗炎作用，醚提物只有镇痛作用。

甘松

【性味】温，甘、辛。

【归经】脾、胃经。

【功效】理气止痛，醒脾开胃，活络通经。

【适用范围】胃脘胀满疼痛、食欲不振、转筋。

【现代研究】挥发油对动物有镇静和一定的安定作用，缬草酮有抗电惊厥及心律不齐作用，并能降压，抗溃疡。

黑胡椒

【性味】热，辛。

【归经】胃、大肠经。

【现代研究】黑胡椒的辣味比白胡椒强烈，香中带辣，祛腥提味，常用于烹制内脏、海鲜类菜肴。可以在遵医嘱的情况下，在遇到食欲不振、感冒、胃寒、呕吐时适量食用。

花椒

【性味】温，辛。

【归经】脾、胃、肾经。

【功效】温中止痛，杀虫止痒。

【适用范围】脘腹冷痛、呕吐泄泻、虫积腹痛、蛔虫症。

【注意事项】孕妇、阴虚火旺者忌食。

【热量】316千卡/100克。

【现代研究】气味芳香，可除各种肉类的腥膻臭气，能促进唾液分泌，增加食欲；生花椒辛热之性甚强，外用杀虫止痒作用较强，用于疥疮、湿疹或皮肤瘙痒。炒花椒可减毒，辛散作用稍缓，长于温中散寒、驱虫止痛，用于脘腹寒痛、寒湿泄泻、虫积腹痛或吐蛔。

姜黄

【性味】温，辛、苦。

【归经】脾、肝经。

【功效】行气破瘀，通经止痛。

【适用范围】胸胁刺痛、经闭、癥瘕、风湿肩臂疼痛、跌仆肿痛。

【热量】279千卡/100克。

【现代研究】姜黄提取物有抗炎作用；姜黄挥发油及姜黄素对金黄色葡萄球菌有抗菌作用；水煎剂尚有镇痛作用。

生姜

【性味】微温，辛。

【归经】脾、胃、肺经。

【功效】发汗解表，温中止呕，温肺止咳。

【适用范围】外感风寒、胃寒呕吐、风寒咳嗽、腹痛腹泻、中鱼蟹毒。

【适宜人群】伤风感冒、寒性痛经、晕车晕船者。

【注意事项】阴虚内热及邪热亢盛者忌食。

【热量】46千卡/100克。

【现代研究】生姜中的姜辣素进入体内后，能产生一种抗氧化酶，它有很强的对付氧自由基的本领，比维生素E还要强得多，能抗衰老；提取物能刺激胃黏膜，引起血管运动中枢及交感神经的反射性兴奋，促进血液循环，振奋胃功能；姜的挥发油能增强胃液的分泌和肠壁的蠕动，从而帮助消化；生姜中分离出来的姜烯、姜酮的混合物有明显的止呕吐作用；抗癌。

芥末

【性味】热，辛。

【归经】胃、肺经。

【功效】温中散寒，通利五脏，开胃消食，利水驱虫，解鱼蟹毒等。

【注意事项】眼疾、胃炎、消化道溃疡、咽炎患者禁食，孕妇应少食。

【现代研究】芥末主要含芥子油、硫胺素、钙、蛋白质、维生素B_2、镁、脂肪、烟酸、铁、碳水化合物、维生素C、锰、膳食纤维、维生素E、锌、维生素A、胆固醇、铜、胡萝卜素、钾、磷、钠、硒等。

荆芥

【性味】微温，辛。

【归经】肺、肝经。

【功效】解表散风，透疹，消疮。

【适用范围】感冒、头痛、麻疹、风疹、疮疡初起。

【现代研究】荆芥水煎剂可增强皮肤血液循环，增加汗腺分泌，有微弱的解热作用；对金黄色葡萄球菌、白喉杆菌有较强抑制作用；荆芥炭能使出血时间缩短。

七里香

【性味】温，辛、苦。

【功效】行气，活血，止痛，解毒。

【适用范围】胃脘疼痛、风湿痹痛、骨节烦痛、跌打瘀肿、牙痛。

肉豆蔻

【性味】温，辛。

【归经】脾、胃、肾经。

【功效】温中，行气，消宿食，固大肠。

【适用范围】脾胃虚寒、脘腹胀痛、食欲不振、霍乱呕吐、久泻、久痢。

【现代研究】挥发油及其成分有中枢抑制作用；还可抗肿瘤、抗炎。挥发油对肠胃道有局部刺激，而呈祛风效果。

砂仁

【性味】温，辛。

【归经】脾、胃、肾经。

【功效】化湿开胃，温脾止泻，理气安胎。

【适用范围】湿浊中阻、脘痞不饥、脾胃虚寒、呕吐泄泻、妊娠恶阻、胎动不安。

【注意事项】砂仁后下，不宜久煎。

【现代研究】砂仁复方制剂可抗心肌缺氧，调整免疫功能。

山柰

【性味】温，辛。

【归经】脾经。

【功效】温中化湿，行气止痛。温中避秽、消食、止痛。

【适用范围】胸腹冷痛、寒湿吐泻、骨鲠喉、牙痛、跌打肿痛等。

【现代研究】山柰挥发油及部分单体化合物具有良好的抗炎、抗氧化、抗癌防癌、杀线虫等一系列生理活性。

山黄皮

【性味】温，苦、辛。

【归经】肾、肺、膀胱经。

【功效】疏风散寒，行气止痛，除湿消肿。

【适用范围】感冒发热、疟疾、胃痛、水肿、风湿性关节炎。

【现代研究】山黄皮根中含有去甲齿叶黄皮素。

香叶

【性味】温，辛。

【归经】肺、肝经。

【适用范围】风湿、疝气；叶片煎汤洗澡，可解除四肢疼痛。

辛夷

【性味】温，辛。

【归经】肺、胃经。

【功效】散风寒，通鼻窍。

【适用范围】鼻渊、风寒感冒之头痛、鼻塞、流涕。

【现代研究】辛夷的挥发油有收缩鼻黏膜血管、健胃作用。

香茅

【性味】温，辛。

【功效】祛风通络，温中止痛。

【适用范围】风湿疼痛、头痛、胃痛、腹痛、腹泻、月经不调、产后水肿、跌打瘀血肿痛。

【现代研究】香茅的挥发油有抗真菌作用。

【热量】17千卡/100克。

孜然

【性味】温，辛。

【功效】散寒止痛，理气调中。

【适用范围】脘腹冷痛、消化不良、寒疝腹痛、月经不调。

【注意事项】便秘、痔疮患者少食或不食。

【现代研究】具有醒脑通脉、降火平肝等功效，能祛寒除湿，理气开胃，祛风止痛，对消化不良、胃寒疼痛、肾虚便频均有疗效；用孜然调味菜肴还能防腐杀菌。

第三章　平性食物

平性食物是相对于寒凉和温热性质而言的一类食物，其寒热性质不明显，性质相对平和，适应性强，无论健康人或寒热症患者，无论阴虚、阳虚者，都可以根据自身情况选择食用。平性食物中有些有轻微偏性，偏温或偏凉，偏温的适合阳气不足者，偏凉的更适合阴虚和/或火旺者。

一、水产类

鳖肉

【性味】平，甘。

【归经】肝、肾经。

【功效】滋阴补肾，清退虚热。

【适用范围】阴虚诸损、肝肾阴虚、头晕眼花、腰酸、遗精、冲任虚损、崩漏失血、湿痰流注、肿核、虚疮、久泻久痢、脱肛阴疮。

【热量】118千卡/100克。

【现代研究】鳖肉含丰富蛋白质、脂肪、碳水化合物、钙、磷、铁和维生素A、维生素B_1、维生素B_2及烟酸。

青鱼

【性味】平，甘。

【归经】肝经。

【功效】化湿除痹，益气和中。

【适用范围】湿痹、腰脚软弱、胃脘疼痛、痢疾。

【注意事项】脾胃蕴热者不宜食用。

【热量】118千卡/100克。

【现代研究】

（1）含有丰富蛋白质、脂肪及硒、碘等微量元素，有抗衰老、抗癌作用。

（2）青鱼肉同薤白煮食可治脚气病。

大黄鱼

【性味】平，甘、咸。

【归经】脾、肝、胃、肾经。

【功效】益气健脾，补肾，明目，止痢。

【适用范围】病后、产后体虚，乳汁不足，肾虚腰痛，水肿，视物昏花，头痛，胃痛。

【注意事项】患风疾、痰疾及疮痛者慎服。

【热量】97千卡/100克。

【现代研究】清除人体代谢产生的自由基，能延缓衰老，并对各种癌症有防治功效。

鲂鱼

【性味】平，甘。

【归经】脾、胃经。

【功效】健脾开胃，利五脏。

【现代研究】含钾、钠、钙、磷、铁、锌、铜、硒等人体必需的矿物质元素；含多种人体营养所需的维生素；含有不饱和脂肪酸、EPA、DHA等；肌纤维较短，组织结构松软，消化吸收利用率高。

【热量】135千卡/100克。

鳜鱼

【性味】平，甘。

【归经】脾、胃经。

【功效】补气血，益脾胃。

【适用范围】虚劳羸瘦、脾胃虚弱、肠风便血。

【注意事项】有哮喘、咯血的患者不宜食用；寒湿盛者不宜食用。

【热量】117千卡/100克。

【现代研究】含抗氧化成分，美容；有利于肺结核患者的康复。

河鳗

【性味】平，甘。

【归经】肺、肾、脾经。

【功效】补虚扶正，祛湿杀虫，养血，抗结核。

【适用范围】夜盲。

【注意事项】患有慢性疾患和水产品过敏史的人，病后脾肾虚弱、咳嗽痰多及脾虚泄泻者忌食，易上火者慎食。

【现代研究】含有丰富的维生素A，是夜盲人的优良食物；食用鳗鱼可增强体力；河鳗夏季胆固醇和油脂较多，冬季较少。

金线鱼

【性味】平，甘。

【归经】心、肝经。

【功效】益气和中，气血双补。

【适用范围】冠心病。

【注意事项】湿盛中满、泄泻者应少食。

【热量】101千卡/100克。

黄颡鱼

【性味】平，甘。

【归经】肾经。

【功效】祛风利水，解毒敛疮。

【适用范围】水气浮肿、小便不利、瘰疬、恶疮。

【注意事项】易上火者慎食。

【现代研究】各种维生素和矿物质含量全面；且含有人类自身不能合成的EPA和DHA等不饱和脂肪酸。

【热量】124千卡/100克。

鲫鱼

【性味】平，甘。

【归经】脾、胃、大肠经。

【功效】健脾开胃，益气利水，通乳除湿。

【适用范围】脾胃虚弱、食欲不振、肾炎水肿、产后缺乳、痔疮、糖尿病。

【注意事项】鲫鱼不宜和大蒜、砂糖、芥菜、沙参、蜂蜜、猪肝、鸡肉、野鸡肉、鹿肉，以及中药麦冬、厚朴一同食用。吃鱼前后忌喝茶。易上火者慎食。

【热量】108千卡/100克。

【现代研究】鲫鱼所含的蛋白质质优，齐全，易于消化吸收，是肝肾疾病、心脑血管疾病患者的良好蛋白质来源，常食可增强抗病能力，利湿通乳。

鳓鱼

【性味】平，甘。

【归经】心经。

【功效】养心安神，健脾益胃，开胃暖中，滋补强壮，降低胆固醇。

【适用范围】慢性腹泻、心悸怔忡、血管硬化、高血压和冠心病。

【注意事项】吃鱼前后忌喝茶；患有瘙痒性皮肤病者忌食；患有痈症、红斑性狼疮、淋巴结核、支气管哮喘、肾炎、痈疖疔疮等疾病之人忌食。火旺之人慎食。

【热量】159千卡/100克。

【现代研究】含蛋白质、脂肪、钙、钾、硒均十分丰富；鲫鱼富含不饱和脂肪酸，具有降低胆固醇的作用，对防止血管硬化、高血压和冠心病等大有益处。

鲤鱼

【性味】平，甘。

【归经】脾、肺、肾经。

【功效】补脾健胃，利水消肿，安胎通乳，解毒。

【适用范围】胃痛、泄泻、水湿肿满、小便不利、脚气病、黄疸、咳嗽气逆、胎动不安、妊娠水肿、产后乳汁稀少。

【注意事项】鲤鱼忌与绿豆、芋头、牛羊油、猪肝、鸡肉、荆芥、甘草、南瓜、赤小豆和狗肉同食，也忌与中药中的朱砂同服。阴虚火旺者慎食。

【热量】109千卡/100克。

【现代研究】降低胆固醇，可以防治动脉硬化、冠心病。

鲮鱼

【性味】平，甘。

【功效】益气血，健筋骨，通小便。

【适用范围】小便不利、热淋、膀胱结热、脾胃虚弱。

【注意事项】阴虚喘嗽者应少食。

【热量】95千卡/100克。

【现代研究】富含蛋白质、维生素A、钙、镁、硒等营养元素。

鲈鱼

【性味】平，甘。

【归经】肝、脾、肾经。

【功效】益脾胃，补肝肾。

【适用范围】脾虚泻痢、消化不良、疳积、百日咳、筋骨痿弱、胎动不安、疮疡久不愈。

【注意事项】忌与牛羊油、奶酪和中药荆芥同食。阴虚火旺者慎食。

【热量】105千卡/100克。

【现代研究】有较多的铜元素，铜能维持神经系统的正常功能并参与数种物质代谢关键酶的功能发挥。

乌贼

【性味】平，咸。

【归经】肝、肾经。

【功效】养血，通经，催乳，补脾，益肾，滋阴，调经，止带。

【适用范围】妇女经血不调、水肿、湿痹、痔疮、脚气病。

【注意事项】脾胃虚寒者、易过敏者应少食。

【热量】83千卡/100克。

【现代研究】本品是女性塑造体型和保养肌肤的理想保健食品。

鲍鱼

【性味】平，甘、咸。

【归经】肝经。

【功效】养血，柔肝，滋阴，清热，益精，明目。

【适用范围】骨蒸劳热、咳嗽，以及视物昏暗。

【注意事项】感冒发烧、阴虚喉痛、痛风及尿酸高者，素有顽癣痼疾者应少食。

【现代研究】维持机体酸碱平衡，兴奋神经肌肉，提高机体运动耐力、应激能力和免疫功能，增强记忆力，活血。

泥鳅

【性味】平，甘。

【归经】脾、肝、肾经。

【功效】补益脾肾，利水，解毒。

【适用范围】脾虚泻痢、热病口渴、消渴、小儿盗汗水肿、小便不利、阳事不举、病毒性肝炎、痔疮、疔疮、皮肤瘙痒。

【注意事项】泥鳅不宜与狗肉同食。阴虚火旺者慎食。

【热量】96千卡/100克。

【现代研究】抗血管衰老。

平鱼

【性味】平，甘。

【归经】脾、胃经。

【功效】益气养血，补胃益精，滑利关节。

【适用范围】消化不良、脾虚泄泻、贫血、筋骨酸痛。

【注意事项】腹中鱼子有毒，能引发痢疾；平鱼忌用动物油炸制；不要和羊肉同食。

【热量】202千卡/100克。

鲥鱼

【性味】平，甘。

【归经】脾、肺经。

【功效】补益虚劳，强壮滋补，温中益气，暖中补虚，开胃醒脾，清热解毒，疗疮。

【适用范围】防止血管硬化、高血压和冠心病。

【注意事项】多食发疥。

【热量】140千卡/100克。

【现代研究】治疗疮、下痢、水火烫伤。

鲐鱼

【性味】平，甘。

【归经】脾、肺经。

【功效】滋补强壮。

【适用范围】脾胃虚弱、消化不良、肺痨虚损、神经衰弱。

【热量】155千卡/100克。

【现代研究】对血液、中枢神经和免疫系统、头发、皮肤和骨骼组织，以及脑和肝、心等内脏的发育和功能有重要影响；促进成长及身体组织器官的修复，供给能量与活力，参与酸碱平衡的调节；维持钾钠平衡，消除水肿，提高免疫力。调低血压，缓解贫血。

鲍鱼

【性味】平，甘。

【归经】脾经。

【功效】补中益气，开胃，行水。

【适用范围】脾胃虚弱、不思饮食、水气浮肿、小便不利。

【注意事项】不可与野雉、野猪肉同食，阴虚火旺者慎食。

鳕鱼

【性味】平，甘。

【功效】活血祛瘀，通便。

【适用范围】跌打骨折、外伤出血、便秘。

【热量】88千卡/100克。

【现代研究】预防高血压、心肌梗死等心血管疾病，抑制结核杆菌。

银鱼

【性味】平，甘。

【归经】脾、胃、肺经。

【功效】润肺止咳，善补脾胃，宜肺，利水。

【适用范围】脾胃虚弱、肺虚咳嗽、虚劳诸疾。

【热量】105千卡/100克。

【现代研究】高蛋白低脂肪食品。

鲻鱼

【性味】平，甘、咸。

【归经】脾、胃、肺经。

【功效】补虚弱，健脾胃。

【适用范围】消化不良、小儿疳积、贫血。

【热量】119千卡/100克。

【现代研究】富含蛋白质、脂肪酸、B族维生素、维生素E、钙、镁、硒等营养元素。

海胆

【性味】平，咸。

【归经】肝、肾、胃经。

【功效】化痰软坚，散结，制酸止痛。

【适用范围】瘰疬痰核、哮喘、胁肋胀痛、胃痛。

【注意事项】孕妇儿童应少食。

【热量】120千卡/100克。

【现代研究】预防心血管病，抑制癌细胞生长。

甲香

【性味】平，咸。

【归经】肾经。

【功效】行气止痛，清热止痢，利水通淋，解毒。

【适用范围】脘腹痛、痢疾、头痛、淋病、痔瘘、疥癣。

骨螺

【性味】平，咸。

【功效】清热解毒。

【适用范围】中耳炎、疮痈肿毒。

【现代研究】抑制心脏的搏动，降低血压。

角螺

【性味】平，甘。

【功效】滋阴补气，燥湿，收敛，解毒。

【适用范围】腰痛、耳聋、白带、头疮、下肢溃疡、中耳炎。

【现代研究】补充能量；补钙；延缓皮肤衰老，增加皮肤弹性，减少皱纹生成。

文蛤肉

【性味】平，咸。

【功效】清热，利湿，软坚，止咳。

【适用范围】口渴烦热、咳逆胸痹、瘰疬、痰核、崩漏、痔瘘。

【注意事项】气虚有寒者应少食。

【热量】62 千卡 /100 克。

【现代研究】抑制葡萄球菌。

海蜂

【性味】平，咸。

【归经】肺、脾经。

【功效】祛风，清湿热。

【适用范围】皮肤湿疹、疮疖、顽癣、疥疮、肿毒、带状疱疹、烧伤、烫伤、冻伤、内外痔疮肿痛、皮肤皲裂、慢性湿疹。

石笔海胆

【性味】平，咸。

【归经】肝、胆经。

【功效】清热解毒。

【适用范围】中耳炎。

二、肉蛋类

鹅肉

【性味】平，甘。

【归经】脾、肝、肺经。

【功效】润燥止渴，

【适用范围】虚羸、消渴。

【注意事项】温热内蕴者、皮肤疮毒、瘙痒症者、痼疾者应少食。

【现代研究】鹅肉含有人体生长发育所必需的各种氨基酸，其组成接近人体所需氨基酸的比例，从生物学价值上来看，鹅肉是全价蛋白质、优质蛋白质。

鸡血

【性味】平，咸。

【归经】肝、心经。

【功效】祛风，活络，通络，解毒。

【适用范围】小儿惊风、目赤流泪、痿痹、跌打骨折、痈疽疮癣。

【现代研究】处于生长发育阶段的儿童和孕妇、哺乳期妇女多吃些有动物血的菜肴，可以防治缺铁性贫血。动物血中含有微量元素钴，故对其他贫血病如恶性贫血也有一定的防治作用。

驴骨

【性味】平，甘。

【归经】肝、脾、肾经。

【功效】补肾壮骨。

【适用范围】耳聋、消渴、历节风、小儿解颅。

驴肉

【性味】平，甘、酸。

【归经】心、肝经。

【功效】补益气血。

【适用范围】劳损、风眩、心烦。

【注意事项】脾胃虚寒、有慢性肠炎、腹泻者应少食。

【现代研究】其不饱和脂肪酸含量，尤其是生物价值特高的亚油酸、亚麻酸的含量都远远高于猪肉、牛肉。

驴头

【性味】平，甘。

【归经】心、脾、肝、肾经。

【功效】祛风止痉，解毒生津。

【适用范围】中风头眩、风瘫、消渴、黄疸。

牛鼻

【性味】平，甘。

【归经】肺、胃、肝经。

【功效】生津，下乳，止咳。

【适用范围】消渴、妇人无乳、咳嗽。

牛肾

【性味】平，甘、咸。

【归经】肾经。

【功效】补肾益精，强腰膝，止痹痛。

【适用范围】虚劳肾亏、阳痿乏力、腰膝酸软、湿痹疼痛。

牛肺

【性味】平，甘。

【归经】肺经。

【功效】止咳、补肺、解毒。

【适用范围】关节炎、泻痢。

【注意事项】久病体虚人群不宜食用。

【现代研究】富含蛋白质，具有维持钾钠平衡，提高免疫力；缓解贫血症状。

牛血

【性味】平，咸。

【归经】脾经。

【功效】健脾补中，养血活血。

【适用范围】脾虚羸瘦、经闭、血痢、便血。

乌鸡肉

【性味】平，甘。

【归经】肝、肾、肺经。

【功效】补肝肾，益气血，退虚热。

【适用范围】虚劳羸瘦、骨蒸劳热、消渴、遗精、久泄、久痢、崩中、带下。

【注意事项】体肥及邪气亢盛、邪毒未清和患严重皮肤疾病者应少食。

羊肺

【性味】平，甘。

【归经】肺经。

【功效】补肺，止咳，利水。

【适用范围】肺痿、咳嗽气喘、消渴、水肿、小便不利。

【注意事项】外感未清者应少食。

【现代研究】羊肺肝素有较强的降胆固醇和抗炎作用。

羊蹄肉

【性味】平，甘。

【功效】补肾益精。

【适用范围】肾虚劳损、精亏羸弱。

【现代研究】增强人体细胞生理代谢。

猪肉

【性味】平，甘、咸。

【归经】脾、胃、肾经。

【功效】补肾养血，滋阴润燥。

【适用范围】热病伤津、消渴羸瘦、肾虚体弱、产后血虚、燥咳、便秘。

【现代研究】同等重量下，猪肉的维生素B_1含量是牛肉的4倍多，是羊肉和鸡肉的5倍多。维生素B_1与神经系统的功能关系密切，能改善产后抑郁症状，还能消除人体疲劳。

猪肾

【性味】平，咸。

【归经】肝、肾经。

【功效】补肾益阳，利水。

【适用范围】肾虚腰痛、遗精盗汗、耳聋、产后虚羸、身面浮肿。

【注意事项】高脂血症、高胆固醇者应少食。

【现代研究】猪肾含有锌、铁、铜、磷、维生素A、B族维生素、维生素C、蛋白质、脂肪、碳水化合物等营养成分。

猪蹄

【性味】平，甘、咸。

【归经】胃经。

【功效】补血，润肤，通乳，托疮。

【适用范围】虚劳羸劳、产后乳少、面皱少华、痈疽疮毒。

【注意事项】胃肠消化功能弱的老年人可少量、多次食用。

【现代研究】猪蹄中含有丰富的胶原蛋白，这是一种由生物大分子组成的胶类物质，是构成肌腱、韧带及结缔组织的最主要的蛋白质成分，具有美容养颜的作用。

猪心

【性味】平，甘、咸。

【归经】心经。

【功效】养心，安神，镇静。

【适用范围】惊悸、怔忡。

【注意事项】不可多食，能耗心气，不可与吴茱萸同食。

【现代研究】加强心肌营养，增强心肌收缩力。

猪骨

【性味】平，涩。

【归经】肺、肾、大肠经。

【功效】止渴、补虚、解毒。

【适用范围】消渴、肺结核、产后乳少、下痢、疽毒、牛皮癣。

【注意事项】感冒发热期间忌食，急性肠道感染者忌食。骨折初期不宜饮用排骨汤，中期可少量进食，后期饮用可达到很好的食疗效果。

【现代研究】猪骨除含蛋白质、脂肪、维生素外，还含有大量磷酸钙、骨胶原、骨黏蛋白等。

猪血

【性味】平，咸。

【归经】心、肝经。

【功效】补血，养心，止血。

【适用范围】头痛眩晕、崩漏、宫颈糜烂。

【注意事项】营养专家建议除非特殊需要人群，一周食用不超过2次。

【现代研究】增强体质，补血养颜，防止高脂血症，延缓衰老。

芝麻

【性味】平，甘。

【归经】肝、肾经。

【功效】补血明目，祛风润肠，生津通乳，益肝养发，强身体，抗衰老。

【适用范围】身体虚弱、头晕耳鸣、高血压、高脂血症、咳嗽、身体虚弱、头发早白、贫血萎黄、津液不足、大便燥结、乳少、尿血。

鸽蛋

【性味】平，甘、咸。

【归经】肺、脾、胃、肾经。

【功效】补肝肾，益精气，丰肌肤，助阳提神，解疮毒。

【适用范围】肾虚所致的腰膝酸软、疲乏无力、心悸失眠。

【热量】173千卡/100克。

【现代研究】改善皮肤细胞活性和皮肤弹性，增加颜面部红润；预防儿童麻疹。

鸡蛋

【性味】平，甘。

【归经】肺、脾、胃经。

【功效】益精补气，润肺利咽，滋阳润燥，养血。

【适用范围】热病烦闷、虚劳骨蒸、惊悸失眠、燥咳声哑、目赤咽痛、胎动不安、产后口渴、小儿疳痢、烫伤、疮疖、癣疮。

【热量】143千卡/100克。

【现代研究】健脑益智，防治动脉硬化，预防癌症，延缓衰老。

三、谷粮类

黑米

【性味】平，甘。

【归经】脾、胃经。

【功效】开胃益中，健脾活血，滋阴补肾，明目活血。

【适用范围】产后血虚、病后体虚、贫血、肾虚。

【注意事项】黑米粥若不煮烂，多食后易引起急性肠胃炎；脾胃虚弱的小儿或老年人不宜食用。病后消化能力弱的人不要急于吃黑米，火盛热燥者不宜食用；不适合肝豆状核变性患者及高铜患者食用。

【热量】333千卡/100克。

【现代研究】抗衰老，低血糖，控制血压。

红米

【性味】平，甘。

【归经】肝、脾、大肠经。

【功效】活血化瘀，健脾消食。

【适用范围】产后恶露不净、瘀滞腹痛、跌打损伤、食积饱胀、赤白痢。

【注意事项】服用降脂药不应该吃红米；红米不能和他汀类药物

一起服用；脾阴不足、脾虚食欲不振者不宜食用。

【热量】344千卡/100克。

【现代研究】红米含铁非常丰富，以血红素铁的方式存在，易被人体吸收利用，可补血美容；含有丰富的卵磷脂，能抑制低密度脂蛋白胆固醇的破坏作用，从而有效预防动脉硬化；含丰富的磷及维生素，可用于治疗营养不良、夜盲症和脚气病等症；含有微量元素钴，可起到防癌抗癌的功效；所含的维生素B_5、维生素E等，有抑制致癌物质的作用，尤其对预防结肠癌的作用十分明显。可有效舒缓疲劳、精神不振和失眠等症状。

稷米

【性味】平，甘。

【归经】脾、胃经。

【功效】和中益气，凉血解暑。

【适用范围】气虚乏力、中暑、头晕、口渴、冻疮、疥疮、毒热、毒肿、脾胃虚弱、肺虚咳嗽、呃逆烦渴、泄泻、胃痛、小儿鹅口疮、烫伤。

【现代研究】富含蛋白质、碳水化合物、B族维生素、维生素E、锌、铜、锰等营养元素。

粳米

【性味】平，甘。

【归经】脾、胃经。

【功效】养阴生津，除烦止渴，健脾胃，补中气，固肠止泻。

【适用范围】泻痢、胃气不足、口干渴、呕吐、诸虚百损。

【热量】345千卡/100克。

【现代研究】促进血液循环，减少高血压的机会；米糠层的粗纤维分子对胃病、便秘、痔疮等疗效很好；能预防糖尿病、脚气病、老年斑和便秘等疾病；多吃能降低胆固醇，减少心脏病发作和中风的概率；可防过敏性疾病。

玉米

【性味】平，甘。

【归经】大肠、胃经。

【功效】益肺宁心，健脾开胃，利水通淋。

【适用范围】脾胃气虚。

【热量】86千卡/100克。

【现代研究】通便，抗衰老，抗癌健脑。

苦荞麦

【性味】平，苦。

【归经】肾、脾经。

【功效】理气止痛，健脾利湿。

【适用范围】胃痛、消化不良、腰腿疼痛、跌打损伤。

【现代研究】抗氧化，延缓衰老，排毒养颜；预防和治疗心脑血管疾病，降血压、血脂、血糖；治疗贫血；辅助治疗糖尿病；促进眼部血液微循环。

藜麦

【性味】甘，平。

【归经】心、脾经。

【现代研究】藜麦含有蛋白质、不饱和脂肪酸、淀粉、碳水化合物、粗纤维等多种营养物质。藜麦不含麸质，低脂、低热量、低升糖指数，是非常优秀的食物，具体的功效如下。

（1）藜麦有着助孕的功效，适宜正在备孕的一些女性朋友食用。藜麦中有丰富的蛋白质，几乎是其他谷物的两倍，能够为机体提供身体所必需的氨基酸，还含有丰富的铁元素以及钙、镁、磷、钾、锌等矿物元素。在女性备孕期间食用藜麦，会让女性的身体更加健康。藜麦还含有非常丰富的维生素E和叶酸，不仅仅有助于怀孕，而且对于胎儿的生长发育也非常有益。

（2）藜麦能够改善身体的酸碱平衡。藜麦是一种碱性的食品，食用藜麦以后可以起到改善体内酸碱平衡的作用，保持健康体质。

（3）藜麦能够补充蛋白质。藜麦含有一般谷物中缺乏的赖氨酸，藜麦蛋白质的数量和质量可以与脱脂的牛奶及肉类相媲美，是素食者的最佳选择之一，同时也是大米等谷物的优质替代品。

（4）藜麦能够保护心血管，可以缓解血管的压力，有保护心血管的作用。藜麦中富含镁元素，如果身体中缺镁会导致血压升高，缺血性心脏病以及心律不齐等问题，每日以藜麦作为早餐可以减少心脏病的发生。

（5）预防2型糖尿病。藜麦对2型糖尿病的患者是非常有益的，因为藜麦中富含有镁、锰以及其他的矿物质，所生成的一种酶参与体内葡萄糖的利用以及胰岛素的分泌。藜麦的血糖生成指数只有35，属于低升糖指数食物，规律性地食用藜麦和其他一些全谷类的粮食，能减少2型糖尿病的发生。藜麦属于易熟、易消化的食品，口感比较独特，有淡淡的坚果清香或者人参香，适用于所有群体食用，尤其适用于高血糖、高血压、高脂血症、心脏病等慢性病患人群和生活不规律的一些人群，长期食用效果会更好。

青稞

【性味】平、凉，咸。

【功效】下气宽中，壮筋益力，除湿发汗，止泄。

【热量】342千卡/100克。

【现代研究】是含β-葡聚糖较高的麦类作物。

扁豆

【性味】平，甘。

【归经】脾、胃经。

【功效】健脾，和中，益气，化湿，消暑。

【适用范围】脾虚兼湿、食少便溏、湿浊下注、妇女带下过多、暑湿伤中、吐泻转筋。

【注意事项】患寒热病者、患冷气人、患疟者不可食。便秘及阴虚火旺者慎食。

【热量】鲜品：41千卡/100克。

【现代研究】增加DNA和RNA的合成，抑制免疫反应和白细胞与淋巴细胞的移动。

蚕豆

【性味】平，甘。

【归经】脾、胃经。

【功效】健脾解热，利湿解毒，止血止带，消积，涩精。

【适用范围】呕吐、痢疾、尿频，咯血，衄血，妇女带下，倦怠食少。

【注意事项】蚕豆不可生吃，脾胃虚弱者不宜多食。对蚕豆过敏、有遗传性血红细胞缺陷症者，以及蚕豆症患者均不宜食用。

【热量】鲜品：29千卡/100克，干品359千卡/100克。

【现代研究】维持正常的消化腺分泌、胃肠道蠕动的功能；抑制胆碱酶活性；助消化，增进食欲；促进胰岛素分泌，参加糖代谢；促进抗体的合成，提高机体抗病毒。增强记忆力，促进骨骼发育，抗癌。

黑豆

【性味】平，甘。

【归经】脾、肾经。

【功效】消肿下气，润肺燥热，活血利水，祛风除痹，补血安神，明目健脾，补肾益阴，解毒。补肾镇心、解毒散热、利水下气、活血去瘀。

【适用范围】水肿胀满、风毒脚气、黄疸浮肿、风痹痉挛、产后风疼、口噤、痈肿疮毒。

【注意事项】黑豆忌与厚朴同食；小儿不宜多食；黑大豆炒熟后热性大，多食者易上火，故不宜多食。

【热量】401千卡/100克。

【现代研究】延缓人体衰老，降低血液黏稠度，增加肠胃蠕动。

豇豆

【性味】平，甘。

【归经】脾、肾经。

【功效】健脾利湿，补肾涩精。

【适用范围】脾胃虚弱、痢疾、吐逆、肾虚腰痛、遗精、小便频数。

【注意事项】气滞便结者应慎食。

【热量】33千卡/100克。

【现代研究】抑制胆碱酶活性，可帮助消化；促进抗体的合成，提高机体抗病毒的作用；促进胰岛素分泌，参加糖代谢作用。

豌豆

【性味】平，甘。

【归经】脾、胃经。

【功效】益中气，止泻痢，调营卫，利小便，消痈肿。

【适用范围】脚气病、痈肿、乳汁不通、脾胃不适、呃逆呕吐、心腹胀痛、口渴泻痢。

【注意事项】脾胃虚弱、痛风、肾病应少食。

【热量】334千卡/100克。

【现代研究】增强机体免疫功能，防止人体致癌物质的合成，促进大肠蠕动。

鹰嘴豆

【性味】平，甘。

【归经】肺、胃经。

【功效】补中益气，温肾壮阳，润肺止咳。

【适用范围】消渴、便秘。

【热量】340千卡/100克。

【现代研究】籽粒可用于防治胆病和糖尿病以及治疗失眠和预防皮肤病，还可作为利尿剂和催乳剂；茎、叶和荚上的腺体分泌物对支气管炎、黏膜炎、霍乱、便秘、痢疾、消化不良、肠胃胀气、毒蛇咬伤和中暑等疾病有较好疗效；降低血液中的胆固醇含量。

四、蔬果类

百合

【性味】平，甘。

【归经】心、肺经

【功效】养阴润肺，清心安神。

【适用范围】阴虚久咳、痰中带血、虚烦惊悸、失眠多梦、精神恍惚。

【注意事项】风寒咳嗽、虚寒出血、脾胃不佳者应少食。

【热量】162千卡/100克。

【现代研究】抑制癌细胞的增殖。

菠菜

【性味】平，甘。

【归经】肝、胃、大肠、小肠经。

【功效】养血，止血，平肝，润燥。

【适用范围】衄血、便血、头痛、目眩、目赤、夜盲症、消渴引饮、便闭、痔疮。

【注意事项】多食发疮。

【热量】28千卡/100克。

【现代研究】抗菌。

菜蓟

【性味】平，甘。

【功效】疏肝利胆，清利湿热。

【适用范围】黄疸、胸胁胀痛、湿热泻痢。

【注意事项】应少食。

菜苜蓿

【性味】平，甘、微涩。

【功效】清脾胃，清湿热，利尿，消肿。

【适用范围】尿结石、膀胱结石、水肿、淋症、消渴。

【热量】35千卡/100克。

【现代研究】抗氧化。

荠菜

【性味】平，甘。

【归经】肝、脾。

【功效】凉肝止血，平肝明目，清热利湿。

【适用范围】吐血、衄血、咯血、尿血、崩漏、目赤疼痛、眼底出血、高血压、赤白痢疾、肾炎水肿、乳糜尿。

【热量】31千卡/100克。

【现代研究】

（1）兴奋子宫。

（2）缩短凝血时间。

（3）短暂降压。

（4）抗肿瘤。

番杏

【性味】平，甘。

【归经】肺、肝、大肠经。

【功效】清热解毒，祛风消肿。

【适用范围】肠炎、败血病、疔疮红肿、风热目赤。

【热量】4千卡/100克。

【现代研究】本品有抗坏血病作用。

枸杞子

【性味】平，甘。

【归经】肝、肾经。

【功效】滋补肝肾，益精明目。

【适用范围】腰膝酸痛、眩晕耳鸣、阳痿遗精、内热消渴、血虚萎黄、目昏不明。

【注意事项】阴虚火旺者慎食。

【热量】258千卡/100克。

甘薯

【性味】平，甘。

【归经】脾经。

【功效】益气健脾，养阴补肾。

【适用范围】脾虚气弱、肾阴不足诸证。

【热量】61千卡/100克。

黑木耳

【性味】平，甘。

【归经】胃、大肠经。

【功效】滋养益胃，补气强身，补血止血。

【适用范围】高血压。

【注意事项】出血患者应少食。

【热量】25千卡/100克。

【现代研究】抗凝血，促进免疫，减轻动脉硬化，延缓衰老，抗辐射抗炎，抗溃疡，降血糖，抗癌，抗菌。

猴头菇

【性味】平，甘。

【归经】脾、胃经。

【功效】利五脏，助消化，健脾，补虚，抗癌，益精肾。

【适用范围】食少便溏、胃肠溃疡、神经衰弱。

【热量】13千卡/100克。

【现代研究】降低胆固醇，防止动脉粥样硬化，防治脑溢血、心脏病、糖尿病，抗癌。

胡萝卜

【性味】平，甘。

【归经】脾、肺经。

【功效】健脾和中，滋肝明目，化痰止咳，清热解毒。

【适用范围】脾虚食少、体虚乏力、脘腹痛、泻痢、视物昏花、雀目、咳喘、百日咳、咽喉肿痛、麻疹、水痘、痈肿、汤火伤、痔漏。

【注意事项】宜熟食，多食损肝难消，睡眠障碍，生食伤胃。

【热量】32千卡/100克。

【现代研究】降糖作用。

黄花菜

【性味】平，甘。

【归经】肝、膀胱经。

【功效】清热利尿，解毒消肿，止血除烦，宽胸膈，养血平肝，利水通乳，利咽宽胸，清利湿热，发奶。

【适用范围】眩晕、耳鸣、心悸烦闷、小便赤涩、痔疮便血。

【热量】199千卡/100克。

灰树花

【性味】平，甘。

【功效】补虚固本，益肾抗癌，利水消肿。

【适用范围】糖尿病、高血压、动脉硬化、小便不利。

【热量】34千卡/100克。

【现代研究】激活人体免疫细胞；可控制血糖，修复胰岛。

鸡枞

【性味】平，甘。

【归经】肺、脾经。

【功效】益胃，清神，消痔。

【热量】34千卡/100克。

【现代研究】健脾和胃，增强食欲。含磷量高，提高机体免疫力。降低血糖，抗癌，养血润燥。

节瓜

【性味】甘、淡。

【归经】脾、胃、大肠经。

【功效】清热，解暑，解毒，利尿，消肿。

【适用范围】肾脏病、浮肿病、糖尿病。

【热量】14千卡/100克。

结球甘蓝

【性味】平，甘。

【功效】清利湿热，散结止痛，益肾补虚。

【适用范围】湿热黄疸、消化道溃疡疼痛、关节不利、虚损。

【热量】25千卡/100克。

【现代研究】抗肿瘤。

红菜头

【性味】平，甘。

【归经】胃、大肠经。

【功效】补中气，补血，利肝胆，强身体。

【热量】75千卡/100克。

【现代研究】根甜菜富含膳食纤维（约11.8%）、碳水化合物（17.6%）、维生素E（1.85%），且高钾低钠，钾钠比为12.2 ∶ 1，对心脏血管有保护作用。

桔梗

【性味】平，苦、辛。

【归经】肺。

【功效】宣肺利咽，祛痰排脓。

【热量】6千卡/100克。

口蘑

【性味】平，甘。

【归经】肺、脾、胃经。

【功效】宣肺解表，益气安神。

【适用范围】小儿麻疹、心神不安、失眠。

【热量】242千卡/100克。

【现代研究】预防骨质疏松，防癌，抗氧化，抗病毒。

绿豆芽

【性味】平，甘。

【归经】胃、三焦经。

【功效】清热消暑，解毒利尿。

【适用范围】暑热烦渴、酒毒、小便不利、目翳。

【注意事项】脾胃虚寒应少食。

【热量】22千卡/100克。

【现代研究】维生素含量高，富含氨基酸。

马铃薯

【性味】平，甘。

【归经】胃、大肠经。

【功效】和胃健中，解毒消肿。

【适用范围】胃痛、痄腮、痈肿、湿疹、烫伤。

【注意事项】颜色发青和发芽的土豆可能发生中毒反应。

【热量】81千卡/100克。

【现代研究】马铃薯的水透析液可抑制某些致癌物质对鼠伤寒沙门菌的致突变作用；马铃薯中的茄碱可升高血糖，α-或β-肾上腺素能受体阻断剂均能抑制此作用。

毛头鬼伞

【性味】平，甘。

【功效】益胃，清神，消痔。

【适用范围】食欲不振、神疲、痔疮。

【热量】257千卡/100克。

【现代研究】降低血糖，调节血脂。

婆罗门参

【性味】平，甘、淡。

【功效】健脾益气。

【适用范围】病后体虚、小儿疳积、头癣。

【热量】82千卡/100克。

山药

【性味】平，甘。

【归经】入脾、肺、肾经。

【功效】补脾，养肺，固肾，益精。

【适用范围】脾虚泄泻、食少浮肿、肺虚咳喘、消渴、遗精、带下、肾虚尿频。外用治痈肿、瘰疬。

【注意事项】湿盛中满或有实邪、积滞者应少食。

【热量】57千卡/100克。

【现代研究】降血糖；具有生肌作用，可用于胃和十二指肠溃疡；促进免疫功能；抗氧化；降脂。

塌菜

【性味】平，甘。

【归经】肝、脾、大肠经。

【功效】疏肝健脾，滑肠通便。

【适用范围】便秘。

【注意事项】消化功能不好、素体脾虚者应少食。

【热量】13千卡/100克。

【现代研究】无毒。塌菜含有大量的膳食纤维、钙、铁、维生素C、维生素B_1、维生素B_2、胡萝卜素等，也被称为“维生素”菜。塌菜中的膳食纤维，对防治便秘有很好的作用。

香菇

【性味】平，甘。

【归经】胃、肝经。

【功效】益气不饥，治风破血，化痰理气，益味助食。

【热量】26千卡/100克。

羊肚菌

【性味】平，甘。

【归经】脾、胃经。

【功效】和胃消食，理气化痰。

【适用范围】消化不良、痰多咳嗽。

【热量】321千卡/100克。

【现代研究】抗肿瘤，抗病毒。

银耳

【性味】平，甘、淡。

【归经】肺、胃、肾经。

【功效】补脾开胃，益气清肠，滋阴润肺。

【适用范围】虚劳咳嗽、痰中带血。

【热量】200千卡/100克。

【现代研究】增强免疫力，增强肿瘤患者对化疗的耐受性，滋阴润肤。

糙皮侧耳

【性味】平，甘。

【归经】肺、肠经。

【功效】祛风散寒，舒筋活络。

【适用范围】腰腿疼痛、手足麻木、筋络不通。

【热量】24千卡/100克。

【现代研究】富含钙、磷、铁等矿物质元素及维生素B_1、维生素B_2、维生素C、维生素D等人体必需氨基酸，能降低高血压，预防动脉硬化，抗肿瘤。

芋

【性味】平，辛，有毒。

【归经】胃经。

【功效】健脾补虚，散结解毒。

【适用范围】脾胃虚弱、纳少乏力、消渴、腹中癖块、肿毒、赘疣、鸡眼、疥癣、烫火伤。

【注意事项】多食滞气困脾。

【热量】56千卡/100克。

珍珠菜

【性味】平，辛、微涩。

【归经】肝、脾经。

【功效】活血调经，解毒消肿。

【适用范围】月经不调、白带、小儿疳积。

菠萝

【性味】平，甘、酸。

【归经】肾、胃经。

【功效】清暑解渴，消食止泻，补脾胃，固元气，益气血，消食，祛湿，养颜瘦身。

【适用范围】肾炎、高血压、支气管炎、消化不良。

【热量】44千卡/100克。

黑枣

【性味】平，甘、涩。

【功效】止渴，除痰，镇心。

【适用范围】消渴、烦热。

【热量】234千卡/100克。

橘子

【性味】平，甘、酸。

【归经】肺、脾经。

【功效】润肺生津，理气和胃。

【适用范围】消渴、呕逆、胸膈结气。

【注意事项】脾胃虚弱应少食。

【热量】44千卡/100克。

李子

【性味】平，甘、酸。

【归经】肝、肾经。

【功效】生津止渴，清肝除热，利水。

【适用范围】发热、口渴、肝病腹水、肝硬化、头皮屑多、小便不利。

【注意事项】胃痛、溃疡病及急、慢性胃肠炎患者应少食。

【热量】36千卡/100克。

【现代研究】李子含有较高含量的果酸，多食伤脾胃，过量食用易引起胃痛，故溃疡病及急、慢性胃肠炎患者忌服。

番木瓜

【性味】平，甘。

【归经】肝、脾经。

【功效】消食，催乳，清热，祛风。

【适用范围】胃痛、痢疾、二便不畅、风痹、烂脚。

【热量】30千卡/100克。

【现代研究】抗肿瘤作用；抗菌和抗寄生虫作用；蛋白酶的作用；抗凝作用；降压作用；抑制平滑肌作用；堕胎作用；心脏和中枢抑制作用。

番石榴

【性味】平，甘、涩。

【功效】收敛止泻，消炎止血。

【适用范围】急慢性肠炎、大便秘结、泻痢未清、小儿消化不良。

【热量】53千卡/100克。

猫屎瓜

【性味】平，甘、辛。

【归经】肺、肝经。

【功效】祛风除湿，清肺止咳。

【适用范围】风湿痹痛、肛门湿烂、阴痒、肺痨咳嗽。

杨梅

【性味】平，甘、酸。

【归经】肺、胃经。

【功效】止渴，止泻，止呕，消食，利尿。

【适用范围】肥胖、习惯性便秘、癌症、咽喉炎、痢疾、肠胃炎。

【注意事项】血热火旺者不宜多食；多食损齿及筋。

【热量】30千卡/100克。

梅子

【性味】平，酸。

【功效】敛肺止咳，涩肠止泻，除烦静心，生津止渴，杀虫安蛔，止痛止血。

【适用范围】久咳肺虚、肺气不敛、虚热烦渴、久疟、久泻、尿血、血崩、大肠不固、蛔厥腹痛、呕吐、角质化皮肤。

【注意事项】多食损齿，伤脾胃。

【热量】34千卡/100克。

【现代研究】青梅有杀菌作用，改善胃肠道功能，消除疲劳，解除精神压力，提高钙质的吸收率，调节血压，抗过敏，强化肝脏功能，美容，改善血液循环，提高免疫细胞的功能，预防癌症，预防结石，镇痛，有消灭自由基（活性氧）、抗氧化作用。

葡萄

【性味】平，甘。

【归经】肺、脾、肾经。

【功效】补气血，强筋骨，利小便。

【适用范围】气血虚弱、肺虚咳嗽、心悸、风湿痹病、浮肿。

【注意事项】不可与牛奶、海鲜同食。阴虚火旺者慎用。

【热量】45千卡/100克。

【现代研究】藤、叶、梢作药用，制成注射剂，用于治疗坐骨神经痛，效果较好。同时对三叉神经的剧烈疼痛也有缓解作用。

沙果

【性味】平，甘。

【功效】祛风湿，止咳平喘，生津止渴，涩精止痢，驱虫，明目。

【适用范围】风湿痹病、咳嗽气喘、胸膜炎、滑精泄精、眼目青盲、翳膜遮眼及小儿疥疮。

【热量】69千卡/100克。

无花果

【性味】平，甘。

【归经】脾、胃、大肠经。

【功效】润肺止咳，清热润肠。

【适用范围】咳喘、咽喉肿痛、便秘、痔疮。

【热量】65千卡/100克。

阳桃

【性味】平，酸、甘。

【归经】肺、胃经。

【功效】清热，生津，利水，解毒。

【适用范围】风热咳嗽、咽喉疼痛、小便热涩、泌尿系统结石、心血管疾病、肥胖、痔疮、口腔溃疡。

【热量】31千卡/100克。

椰子

【性味】平，甘。

【功效】解渴去暑，生津，果肉有滋补作用。

【适用范围】充血性心力衰竭、口渴。

【注意事项】糖尿病应少食。

【热量】241千卡/100克。

【现代研究】紧急情况下，椰子汁可直接替代葡萄糖输液。

越橘

【性味】平，甘、酸。

【功效】止痢。

【适用范围】肠炎、痢疾。

【热量】111千卡/100克。

【现代研究】干燥全草的5%提取液对雄蛙有抗性激素作用。

巴旦杏仁

【性味】平，甘。

【归经】肺经。

【功效】润肺，止咳，化痰，下气。

【适用范围】虚劳咳嗽、心腹逆闷。

【注意事项】寒湿痰饮，脾虚肠滑者忌食。

【热量】600千卡/100克。

【现代研究】保护肌肤，保护心脏健康，控制体重，维持血糖，抗氧化。

白果

【性味】平，甘、苦、涩，有毒。

【归经】肺经。

【功效】敛肺平喘，收涩止带。

【适用范围】咳嗽。

【注意事项】5岁以下幼儿慎食。

【热量】355千卡/100克。

【现代研究】有抗衰老、抗菌、改善心血管功能，以及祛痰止咳、抗过敏作用。肉质外种皮内含有毒成分白果酸、白果酚等，可引起皮肤发炎，口服可引起胃肠炎与肾炎，有溶血作用。

花生

【性味】平，甘。

【归经】脾、肺经。

【功效】补血止血，健脾和胃，润肺止咳。

【适用范围】血虚失血、面色萎黄或苍白、头昏眼花、皮肤紫癜、各种出血症；肺阴亏虚、久咳、干咳少痰。

【注意事项】寒湿腹泻者应少食。

【热量】567千卡/100克。

【现代研究】能提高智力，保护皮肤，预防心血管疾病；有止血、抗氧化、抑癌作用。

莲子

【性味】平，涩、甘。

【归经】脾、肾、心经。

【功效】补脾止泻，益肾固精，养心安神。

【适用范围】脾虚久泻、遗精、滑精、虚烦失眠。

【注意事项】中满痞胀及大便燥结者应少食。

【热量】344千卡/100克。

【现代研究】调节免疫功能，抗衰老。

向日葵子

【性味】平，甘。

【功效】补虚、降血脂。生葵花籽能驱虫，润肠燥。

【注意事项】葵花子炒后性温燥，多食易引起口干、口疮、牙痛、便燥等上火症状。

【热量】570千卡/100克。

【现代研究】葵花子还具有以下功效：防止衰老、提高免疫力、预防心血管疾病；治疗抑郁症、神经衰弱、失眠症及各种心因性疾病，还能增强人的记忆力；对癌症、高血压、心脏病、缺铁性贫血等也有一定的疗效；防止细胞遭受自由基的损伤，具有柔嫩美白肌肤的作用。

榧子

【性味】平，甘。

【归经】大肠、肺、胃经。

【功效】杀虫，润燥，消积。

【适用范围】钩虫病、蛔虫病、绦虫病、虫积腹痛、小儿疳积、肺燥咳嗽、大便秘结。

【注意事项】大便溏薄、肺热咳嗽者不宜用。

【热量】618千卡/100克。

【现代研究】榧子还具有以下功效：保护视力；预防和缓解眼睛干涩、易流泪、夜盲；润泽肌肤、延缓衰老。

南瓜子

【性味】平，甘。

【归经】大肠经。

【功效】杀灭寄生虫，解毒，助消化，防治糖尿病，防癌。

【适用范围】绦虫病、血吸虫病。

【注意事项】胃热者应少食。

【热量】574千卡/100克。

【现代研究】促进生长发育，降压，防止牙龈萎缩，保护前列腺，改善精子质量。

芡实

【性味】平，涩、甘。

【归经】脾、肾经。

【功效】益肾固精、补脾止泻、除湿止带。

【适用范围】遗精滑精，遗尿尿频，脾虚久泻，白浊，带下。

【注意事项】便秘、尿赤、产后妇女应少食。

【热量】145千卡/100克。

甜杏仁

【性味】平，甘。

【归经】肺、大肠经。

【功效】润肺，宽胃，祛痰止咳。

【适用范围】肺虚久咳或津伤、便秘。

【注意事项】大便溏泄应少食。

【热量】560千卡/100克。

【现代研究】降低胆固醇含量，心脏病危险和肠癌发病率，控制体重，促进皮肤微循环，具有美容功效。

西瓜子

【性味】平，甘。

【归经】肺、大肠经。

【功效】利肺，润肠，和中，止渴，助消化。

【适用范围】痰浊中阻、肠燥便秘、消渴。

【注意事项】炒食不宜多食、以免舌面干燥

【热量】573千卡/100克。

【现代研究】预防动脉硬化，缓解急性膀胱炎，降低高血压。

榛子

【性味】平，甘。

【功效】健脾胃，补气血，宽肠，明目。

【适用范围】食欲不振、肌肉消瘦、体倦乏力、体虚眼花。

【注意事项】肝胆功能严重不良者应少食。

【热量】542千卡/100克。

【现代研究】降低血管中的坏胆固醇，降血压，保护视力，延缓衰老，预防癌症，对胎儿健康有益，驱虫，润泽肌肤。

五、饮品类

牛奶

【性味】平，甘。

【归经】心、肺经。

【功效】养胃，生津润肠，镇静安神。

【适用范围】病弱。

【注意事项】易助湿动火。阴虚火旺、皮肤过敏者慎食。

【热量】65千卡/100克。

【现代研究】富含优质蛋白质、不饱和脂肪酸，还含有丰富的钙、磷等矿物质及各种维生素。

人乳

【性味】平，甘、咸。

【归经】肺、胃、肾、脾经。

【功效】补益五脏，补血益气，益智强筋，润燥生津，滋肾填精，养颜生肌，安神明目。

【适用范围】食管癌、胃癌、大便秘结、舌根强硬、目赤眼昏。

【注意事项】慢性胃炎、肠炎以及消化不良者应少食。

【热量】65千卡/100克。

【现代研究】含有蛋白质、脂肪、碳水化合物、灰分、乳化钙、磷、铁、维生素A、维生素B_1、维生素B_2等多种营养成分。

豆浆

【性味】平，甘。

【归经】肺、大肠经。

【功效】通淋，降血压，利大肠，补虚，清热，化痰。

【适用范围】身体虚弱、营养不良、肺痿肺痈、口干咽痛、小便不通、乳汁缺乏。

【注意事项】体质虚寒、腹胀、腹泻、脾胃虚寒、消化不良及肾功能不好者应少食。

【热量】33千卡/100克。

【现代研究】豆浆由黄豆加工而成，黄豆中含有丰富的优良蛋白质，被称为“植物肉”。豆浆所含的钙虽比豆腐低，但却比任何乳类都多，此外豆浆还含维生素B_1、维生素B_2、烟酸及铁等营养素。

蜂蜜

【性味】平，甘。

【归经】肺、脾、大肠经。

【功效】补虚润燥，通便解毒，滋阴补血，健脑，强健骨骼，静心安神，保护肝脏，降血压，防止动脉硬化，提高人体抵抗力，加快创口愈合。

【适用范围】高血压、心脏病、冠心病、肝病、胃及十二指肠溃疡、便秘、肺燥咳嗽、干咳无痰、神经衰弱、失眠。

【注意事项】糖尿病、慢性湿疹、大便溏薄、肠滑泄泻、痰湿内蕴、腹满痞胀者，以及1岁以下的婴儿应少食。

【热量】321千卡/100克。

【现代研究】蜂蜜中含有碳水化合物、蛋白质、氨基酸、矿物质和多种有益酶、维生素等营养成分。

蜂王浆

【性味】平，甘、酸。

【归经】肝、脾经。

【功效】滋补，强壮，益肝，健脾。

【适用范围】病后虚弱、小儿营养不良、老年体衰、白细胞减少症、迁延性及慢性肝炎、十二指肠溃疡、支气管哮喘、糖尿病、血液病、精神病、子宫功能性出血、月经不调、功能性不孕症、秃发。

【注意事项】患有乳腺疾病、卵巢子宫疾病的患者、妊娠期女性、刚做完手术的人、过敏体质者应少食。

【热量】162千卡/100克。

六、油料类

花生油

【性味】平，淡。

【归经】脾、胃、大肠经。

【功效】健脾润肺、解积食、驱脏虫。

【适用范围】动脉硬化及心脑血管疾病、蛔虫性肠梗阻。

【注意事项】花生容易感染黄曲霉菌而产生黄曲霉毒素，这种毒素是自然界中天然致癌物质之一，一旦食用劣质的花生油，容易造成急性中毒而导致肝功能受损，对身体危害很大。

【现代研究】花生油含不饱和脂肪酸80%以上（其中含油酸41.2%、亚油酸37.6%）。另外还含有软脂酸、硬脂酸和花生酸等饱和脂肪酸19.9%。花生油的脂肪酸构成是比较好的，易于人体消化吸收。据国外资料介绍，使用花生油，可使人体内胆固醇分解为胆汁酸并排出体外，从而降低血浆中胆固醇的含量。另外上，花生油中还含有甾醇、麦胚酚、磷脂、维生素E、胆碱等对人体有益的物质。

月见草油

【性味】平，苦、微辛、微甘。

【功效】活血通络，息风平肝，消肿敛疮。

【适用范围】胸痹心痛、中风偏瘫、虚风内动、小儿多动、风湿麻痛、腹痛泄泻、痛经、狐惑、疮疡、湿疹。

【注意事项】未成年人群、患有子宫肌瘤的女性、女性经期禁用。

【热量】712千卡/100克。

【现代研究】月见草油是从月见草的种子里提炼出来的植物油，是一种富含多种不饱和脂肪酸的稀有油脂。月见草油含丰富的亚油酸和 γ－亚麻酸。γ－亚麻酸是 ω－6型脂肪酸，对促进健康有独特的作用。它是机体在代谢过程中，将必需脂肪酸 α－亚麻酸转化成PCE1型前列腺素的初级产物。这两种脂肪酸是同分异构体，都有助于防治退行性疾病。

鸭油

【性味】平，甘。

【归经】脾经。

【功效】提高免疫力，润肠，养阴补虚。

【现代研究】鸭油的饱和脂肪酸、单不饱和脂肪酸、多不饱和脂肪酸的比例比较接近理想值。鸭油中的胆固醇还是人体组织细胞的重要成分，是合成胆汁和某些激素的重要原料。

七、调料类

白砂糖

【性味】平，甘。

【归经】脾经。

【功效】润肺生津，止咳，和中益肺，舒缓肝气，滋阴，调味，除口臭，解盐卤毒。

【适用范围】肺燥咳嗽、口干燥渴、中虚脘痛。

【注意事项】糖尿病患者应少食。

【热量】400千卡/100克。

冰糖

【性味】平，甘。

【归经】肺、脾经。

【功效】润肺，止咳，清痰，去火。

【适用范围】中气不足、肺热咳嗽、咯痰带血、阴虚久咳、口燥咽干、咽喉肿痛、小儿盗汗、风火牙痛。

【注意事项】糖尿病患者应少食。

【热量】397千卡/100克。

【现代研究】补充体液，供给能量，补充血糖，强心利尿，解毒。

甘草

【性味】平，甘。

【归经】脾、肺经。

【功效】和中，缓急，止痛，祛痰止咳，解毒，调和诸药。

【适用范围】脘腹挛痛、咳嗽、心悸、癔症、咽喉肿痛、疮疡肿毒、药物及食物中毒。

【注意事项】服用甘草忌吃菘菜、猪肉和海菜。

【热量】280千卡/100克。

【现代研究】治疗肾上腺皮质功能减退症、抗炎。

附录

平和质与偏颇体质判定标准表

体质类型	条件	判定结果
平和质	转化分≥60分	是
	其他8种体质转化分均＜30分	
	转化分≥60分	基本是
	其他8种体质转化分均＜40分	
	不满足上述条件者	否
偏颇质	转化分≥40分	是
	转化分30~39分	倾向是
	转化分＜30分	否

注：原始分=各个条目分值相加。

转化分=[（原始分-条目数）/（条目数×4）]×100。

（摘自《中医体质学》，王琦，人民卫生出版社）

中医体质分类与判定量表

	请根据近一年的体验和感觉回答以下问题	没有（根本不）	很少（有一点）	有时（有些）	经常（相当）	总是（经常）	记录
平和质A型	（1）您精力充沛吗？	1	2	3	4	5	
	（2）您容易疲乏吗？ *	5	4	3	2	1	
	（3）您容易气短（呼吸短促、接不上气）吗？ *	5	4	3	2	1	
	（4）您容易心慌、心悸（心跳快）吗？ *	5	4	3	2	1	
	（5）您容易头晕或站起时晕眩吗？ *	5	4	3	2	1	
	（6）您喜欢安静、懒得说话（喜静懒言）吗？	1	2	3	4	5	
	（7）您说话声音低弱无力吗？*	5	4	3	2	1	
	（8）您容易忘事（健忘）吗？ *	5	4	3	2	1	
气虚质B型	（1）您容易疲乏吗？	1	2	3	4	5	
	（2）您容易气短（呼吸短促、接不上气）吗？	1	2	3	4	5	

续表

	请根据近一年的体验和感觉回答以下问题	没有（根本不）	很少（有一点）	有时（有些）	经常（相当）	总是（经常）	记录
气虚质B型	（3）您容易心慌吗？	1	2	3	4	5	
	（4）您容易头晕或站起时晕眩吗？	1	2	3	4	5	
	（5）您比别人容易患感冒吗？	1	2	3	4	5	
	（6）您喜欢安静、懒得说话吗？	1	2	3	4	5	
	（7）您说话声音低弱无力吗？	1	2	3	4	5	
	（8）您活动量稍大就易出虚汗吗？	1	2	3	4	5	
阳虚质C型	（1）您手脚发凉吗？	1	2	3	4	5	
	（2）您胃脘部、背部或腰膝部怕冷吗？	1	2	3	4	5	
	（3）您感到怕冷、衣服比别人穿得多吗？	1	2	3	4	5	
	（4）您比一般人耐受不了寒冷（冬天的寒冷、夏天的空调、电扇等）吗？	1	2	3	4	5	

续表

	请根据近一年的体验和感觉回答以下问题	没有（根本不）	很少（有一点）	有时（有些）	经常（相当）	总是（经常）	记录
阳虚质C型	（5）您比别人容易患感冒吗?	1	2	3	4	5	
	（6）您吃（喝）凉的东西会感到不舒服或者怕吃（喝）凉的吗?	1	2	3	4	5	
	（7）您受凉或吃（喝）凉的东西后容易腹泻或拉肚子吗?	1	2	3	4	5	
阴虚质D型	（1）您感到手脚心发热吗？	1	2	3	4	5	
	（2)您感觉身体、脸上发热吗?	1	2	3	4	5	
	（3）您的皮肤或口唇干吗？	1	2	3	4	5	
	（4）您口唇的颜色比一般人红吗？	1	2	3	4	5	
	（5）您容易便秘或大便干燥吗？	1	2	3	4	5	
	（6）您面部两颊潮红或偏红吗？	1	2	3	4	5	
	（7）您感到眼睛干涩吗?	1	2	3	4	5	

续表

	请根据近一年的体验和感觉回答以下问题	没有（根本不）	很少（有一点）	有时（有些）	经常（相当）	总是（经常）	记录
阴虚质D型	（8）您感到口干咽燥、总想喝水吗？	1	2	3	4	5	
痰湿质E型	（1）您感到胸闷或腹部胀满吗？	1	2	3	4	5	
	（2）您感到身体沉重、不轻松或不爽快吗？	1	2	3	4	5	
	（3）您腹部肥满松软吗？	1	2	3	4	5	
	（4）您额部油脂分泌多吗？	1	2	3	4	5	
	（5）您上眼睑比别人肿（上眼睑有轻微隆起的现象）吗？	1	2	3	4	5	
	（6）您嘴里有黏黏的感觉吗？	1	2	3	4	5	
	（7）您平时痰多，特别是咽喉部总感到有痰堵着吗？	1	2	3	4	5	
	（8）您舌苔厚腻或有舌苔厚厚的感觉吗？	1	2	3	4	5	

续表

	请根据近一年的体验和感觉回答以下问题	没有（根本不）	很少（有一点）	有时（有些）	经常（相当）	总是（经常）	记录
湿热质F型	（1）您鼻部有油腻感或者油亮发光吗？	1	2	3	4	5	
	（2）您易生痤疮或疮疖吗？	1	2	3	4	5	
	（3）您感到口苦或嘴里有异味吗？	1	2	3	4	5	
	（4）您大便黏滞不爽、有解不尽的感觉吗？	1	2	3	4	5	
	（5）您小便时尿道有发热感、尿色浓（深）吗？	1	2	3	4	5	
	（6）您带下色黄（白带颜色发黄）吗？（限女性回答）	1	2	3	4	5	
	（7）您的阴囊潮湿吗？（限男性回答）	1	2	3	4	5	
	（1）您的皮肤在不知不觉中会出现青紫瘀斑（皮下出血）吗？	1	2	3	4	5	
	（2）您两颧部有细微红丝吗？	1	2	3	4	5	
	（3）您身体上有哪些疼痛吗？	1	2	3	4	5	

续表

	请根据近一年的体验和感觉回答以下问题	没有（根本不）	很少（有一点）	有时（有些）	经常（相当）	总是（经常）	记录
血瘀质G型	（4）您面色晦暗或容易出现褐斑吗？	1	2	3	4	5	
	（5）您容易有黑眼圈吗？	1	2	3	4	5	
	（6）您容易忘事（健忘）吗？	1	2	3	4	5	
	（7）您口唇颜色偏黯吗？	1	2	3	4	5	
气郁质H型	（1）您感到闷闷不乐、情绪低沉吗？	1	2	3	4	5	
	（2）您容易精神紧张、焦虑不安吗？	1	2	3	4	5	
	（3）您多愁善感、感情脆弱吗？	1	2	3	4	5	
	（4）您容易感到害怕或受惊吓吗？	1	2	3	4	5	
	（5）您胁肋部或乳房胀痛吗？	1	2	3	4	5	
	（6）您无缘无故叹气吗？	1	2	3	4	5	
	（7）您咽喉部有异物感且吐之不出、咽之不下吗？	1	2	3	4	5	

续表

	请根据近一年的体验和感觉回答以下问题	没有（根本不）	很少（有一点）	有时（有些）	经常（相当）	总是（经常）	记录
特禀质—型	（1）您没有感冒也会打喷嚏吗?	1	2	3	4	5	
	（2）您没有感冒也会鼻塞、流鼻涕吗？	1	2	3	4	5	
	（3）您有因季节变化、温度变化或异味等原因而咳喘的现象吗？	1	2	3	4	5	
	（4）您容易过敏（药物、食物、气味、花粉或在季节交替、气候变化时）吗？	1	2	3	4	5	
	（5）您的皮肤容易起荨麻疹（风团、风疹块、风疙瘩）吗？	1	2	3	4	5	
	（6）您的皮肤因过敏出现过紫癜（紫红色瘀点、瘀斑）吗？	1	2	3	4	5	
	（7）您的皮肤一抓就红并出现抓痕吗?	1	2	3	4	5	

注：带*的逆向计分。

（摘自《中医体质学》，王琦，人民卫生出版社）

偏颇体质对应食物推荐表

（仅供日常饮食参考，患者以医嘱为准）

体质名	常见表现	推荐食物
气虚质	体型偏虚胖或胖瘦均有，平素易乏力、倦怠少气、面色微黄或者㿠白。气虚阳弱故性格内向，情绪不稳定，胆小不喜欢冒险；不耐受寒邪、风邪、暑邪，易患感冒；升举无力故多见内脏下垂、虚劳，或病后迁延不愈。易喷嚏、流清涕，肺气虚；口淡，肌肉松软，肢体疲乏，大便不成形，便后仍觉未尽，脾气虚；气虚推动无力，则便秘而不结硬；气化无权，水津直趋膀胱，则小便偏多	鸽蛋、鸡蛋、人乳、兔肉、猪心、牛血、驴肉、牛肉、牛肚、羊肚、鸡肝、金线鱼、鳓鱼、鲂鱼、平鱼、黄姑鱼、鲫鱼、鳜鱼、鲻鱼、鲤鱼、鲐鱼、鲩鱼、大黄鱼、鲮鱼、鲈鱼、带鱼、凤尾鱼、章鱼、饴糖、扁豆、蚕豆、黄豆、蜂王浆、巴旦杏仁、西瓜子、榛子、莲子、花生、核桃、向日葵子、小米、稷米、粳米、糯米、大麦、玉米、小麦、青稞、草菇、青花菜、竹荪、山药、黑木耳、豌豆、胡萝卜、口蘑、银耳、桔梗、猴头菇、灰树花、婆罗门参、南瓜、紫薯、甘薯、黑枣、枸杞子、榴莲、覆盆子、龙眼、橘子、葡萄、刺玫果、白果、花生油
阳虚质	常见畏寒怕冷，腰背为著，性格多沉静内向，精神萎靡，毛发易落，目胞晦暗，大便多溏，小便清长	河虾、海龙、对虾、羊蹄、猪肾、驴骨、羊肉、牛鞭、羊骨、羊肾、羊胎、鸡肉、鹿肉、鲥鱼、大马哈鱼、鳟鱼、鳡鱼、鲢鱼、草鱼、鳝鱼、鹰嘴豆、无名子（开心果）、籼米、芡实、辣椒、青椒、韭、大蒜、刀豆、薤白、胡葱、黎豆、桂皮、樱桃、黑枣、枸杞、榴莲、覆盆子、龙眼、橘子

续表

体质名	常见表现	推荐食物
阴（血）虚质	多体形瘦长，平素易口燥咽干，鼻微干，大便干燥，小便短，眩晕耳鸣，两目干涩，视物模糊，皮肤偏干易生皱纹；可见手足心热、口渴喜冷饮、面色潮红、有烘热感、唇红微干、睡眠差	蛏子、蛤蜊、扇贝、吐铁、角螺、乌龟、鸭蛋、鲍鱼、河鳗、梭子蟹、七鳃鳗、乌贼、猪髓、鸭肉、牛蹄、羊肝、猪肤、猪血、猪蹄、牛肾、猪肉、乌鸡肉、牛髓、羊髓、猪肝、驴乳、猪脂（炼）、榧子、抱子甘蓝、菠菜、百合、黄花菜、江珧柱、桑椹、杧果、梨、猕猴桃、草莓、无花果、椰子、枇杷、苹果、蜂蜜、芝麻
痰湿质	多见体形肥胖，腹部肥满松软，面色黄胖而黯，眼胞微浮，面部皮肤油脂较多，多汗且黏痰湿内盛，阳气内困，不易升发，故性格偏温和，稳重恭谦，多善于忍耐	黑鱼、青鱼、银鱼、白鱼、豇豆、蚕豆、橄榄、禾虫、牛肝、茼蒿、黄豆芽、丝瓜、萝卜、羊肚菌、豇豆、扁豆、松茸、生姜、细香葱、牛心果、桃子、金橘、余甘子、佛手、冰糖、罗汉果、甘草、草果、草豆蔻、陈皮、白豆蔻、紫苏叶
湿热质	多见形体偏胖，平素面垢油光，易生痤疮粉刺；口苦口干身重困倦；大便可黏滞可燥结；湿热循肝经下注，则阴囊潮湿或带下量多，小便短赤	田螺、蛤仔、贝子、豇豆、蜂胶、紫菜、海柏、蛎菜、石莼、海藻、海带、荞麦、苦瓜、越瓜、莼菜、蒲公英、蕺菜、茭白、马兰、叶恭菜、冬瓜、蕉芋、菜苜蓿、结球甘蓝、莱蓟、香瓜、紫草、栀子
血瘀质	多形体消瘦、发易脱落、肌肤干或甲错；不通则痛，故易患疼痛，女性多见痛经；面色晦黯，容易出现瘀斑，妇女闭经或可见崩漏。性格内郁，心情不快易烦，急躁健忘	河蟹、鳖肉、蛸蛑、鳕鱼、栗、黑米、红米、红糖、月见草油、莲藕、紫菜薹、珍珠菜、沙棘、姜黄

续表

体质名	常见表现	推荐食物
气郁质	常见忧郁面貌、神情多烦闷不乐；胸胁胀满或走窜疼痛，多伴善太息或乳房胀痛；嗳气呃逆可见咽间有异物感、痰多、食欲减退。性格内向不稳定，忧郁脆弱，敏感多疑	贻贝、泥蚶、海胆、鳙鱼、石花菜、苦荞麦、蒜薹、阿魏侧耳、金铃子、山楂、香橼、黄皮果、黑老虎、七里香、肉豆蔻、山柰、甘松、八角
特禀质	先天性、遗传性疾病难以通过饮食调养改变；过敏质者注意日常饮食中避免接触致敏食物	
平和质	体型匀称健壮，面色红润，精力充沛，发色黑有光泽，性格开朗，胃口好，大小便正常	

参考文献

［1］南京中医药大学．中医大辞典［M］．上海：上海科学技术出版社，2014.

［2］王琦．中医体质学［M］．北京：人民卫生出版社，2009.

［3］唐德才，吴庆光．中药学［M］．北京：人民卫生出版社，2016.

［4］杨月欣．中国食物成分表［M］．北京：北京大学医学出版社，2009.

［5］沈秀华．食物营养学［M］．上海：上海交通大学出版社，2020.

［6］中国营养学会．中国居民膳食指南［M］．北京：人民卫生出版社，2016.

［7］胡耀辉．食品生物化学［M］．北京：化学工业出版社，2009.

［8］黄进．“发物”初探［J］．中国中药杂志，1992（09）：564-565+563.

［9］何以蓓，汤军．中医“发物”的概念、分类及其临床意义［J］．浙江中西医结合杂志，2009，19（11）：674-676.

［10］李文兰，张秀丽，隋峰，等．中药性味理论的现代研究进展［J］．中国实验方剂学杂志，2015，21（12）：227-230.